DEIN ADHS BUDDY

Lasse sämtliche
selbstbeschämenden
Narrative hinter dir
und verbünde dich
mit deinem kreativen,
sprunghaften, brillanten
ADHS-Gehirn.

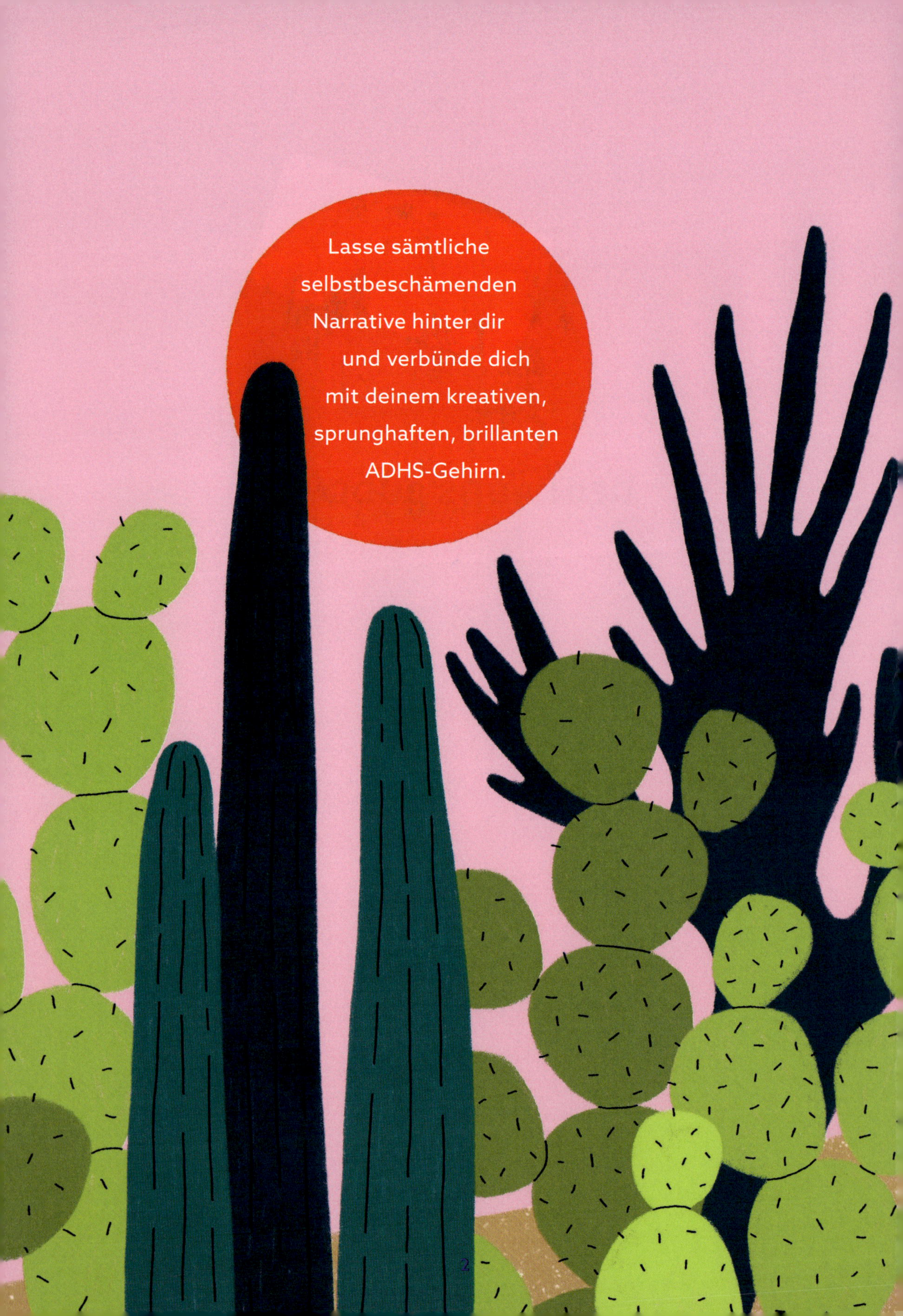

Grace Koelma

Dein ADHS Buddy

Mehr als ein Workbook – für mehr Fokus und weniger Chaos

Aus dem Englischen von Dagmar Brenneisen

herbig

Titel der Originalausgabe: *The ADHD focus friend*
Erschienen 2025 bei TarcherPerigee, an imprint of
Penguin Random House LLC, unter ISBN 978-0-5937-1868-1

Aus dem Englischen übersetzt von Dagmar Brenneisen, Speyer

Layout: Grace Koelma
Gestaltungskonzept: Ali Rutten/Stoked Spruce Design Studio

Bildnachweis
Ganzseitige Illustrationen: Andrea Oerter
Schmuck-Illustrationen: Huza Studio
Autorenfoto auf Seite 231: Eric Koelma

Impressum
Umschlaggestaltung von Vanessa Frömmig
unter Verwendung einer Illustration von Andrea Oerter.

Unser gesamtes Programm finden Sie unter **kosmos.de/herbig**

Gedruckt auf chlorfrei gebleichtem Papier

Für die deutschsprachige Ausgabe:

ISBN 978-3-96859-099-8
Projektleitung: Laila Prota, Nicole Janke
Redaktion: Beatrice Weber, Ostfildern
Satz: Dagmar Brenneisen, Speyer
Produktion: Vanessa Frömmig
Druck und Bindung: Westermann Druck Zwickau GmbH,
Zwickau

Printed in Germany/Imprimé en Allemagne

An mein junges Ich: Eines Tages wirst du sehen, dass deine
„Fehler" in Wirklichkeit das Allerbeste an dir sind.

INHALT

Teil 2

Ziele setzen neu gedacht • 91

Brauchst du Hilfe?
Dann beginne direkt auf Seite 14.

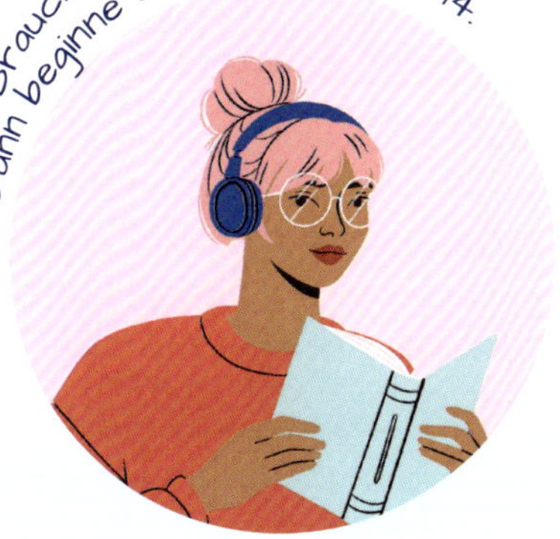

Dein Fokus-Tagesplaner • 123

Deine Vorlagen-Toolbox • 213

Vorwort

von Mariane Power

Gerade hatte ich nach meinem Vortrag über die Großartigkeit und das ungenutzte Potenzial neurodivergenter junger Menschen das Rednerpult verlassen, als Mikaela Koelma, wie ich Gründerin eines eigenen Unternehmens, auf mich zustürmte. „Du musst unbedingt meine Schwägerin Grace kennenlernen. Sie ist ebenfalls ADHS-Pädagogin und hat diesen genialen Tagesplaner für ADHS-ler entwickelt. Das wird dir super gut gefallen!"

Erst zwei Jahre zuvor war bei mir selbst ADHS diagnostiziert worden und ich wollte gerne Frauen kennenlernen, die wie ich eine späte Diagnose erhalten hatten. Und so nahm ich Mikaelas freundliches Angebot, mir Grace vorzustellen, begeistert an.

Mit Tagesplanern konnte ich persönlich allerdings nicht viel anfangen, dachte ich. Zwangsläufig wurden Tagebücher und Kalender über die Jahre zu Staubfängern in meinen Regalen. Mein ungeordneter Geist war für ein typisch strukturiertes Tagebuch mit festen Zeiten und vorgegebenem Datum offenbar nicht geschaffen, jedenfalls blieben die Zeilen leer – bezeichnend für meine tagtägliche Vergesslichkeit. Eine Sache habe ich nach meiner ADHS-Diagnose über mich verstanden, nämlich dass ich nicht nur „outside the box" – also außerhalb von Mustern – denke, sondern auch genauso lebe. Trotzdem war ich neugierig geworden, wie sich Menschen mit ADHS an einen Planer wirklich halten können, geschweige denn, einen für sich selbst erstellen.

Ein paar Wochen später kontaktierte mich Grace direkt und wir begannen zu chatten. Von der ersten Zeile an verblüffte mich ihr fundiertes Wissen über ADHS und Neurodiversität. Lachend tauschten wir, zwei echte ADHS-Geeks, unsere Forschungsergebnisse darüber aus, wie Menschen mit ADHS mit Zielsetzung, Organisation, Zeitmanagement, Anforderungsvermeidung, Autonomie und Zurückweisungsängsten am besten umgehen könnten.

Am Ende siegten meine Neugier und die für mich typische Angst, etwas zu verpassen. Ich musste einfach herausfinden, ob solch ein evidenzbasierter ADHS-Planer bei mir funktionieren würde. Heute kann ich erfreut bestätigen, dass der *Future ADHD Planner* von Grace bei mir nicht im Regal verstaubt. Im Gegenteil, er ist der erste Tagesplaner, an den ich mich halte, eben weil er tatsächlich gezielt für unser wechselhaftes ADHS-Gehirn entworfen wurde.

Ich habe so viele Seiten bekritzelt und bemalt, um bei langen Meetings und Telefonaten fokussiert zu bleiben, und unzählige Podcast-Links, die ich unbedingt noch anhören will, wie wild mit Lesezeichen markiert.

Darum war ich so aufgeregt, als Grace mir von ihrem Buch *Dein ADHS Buddy* erzählte, an dem sie gerade schrieb. Ergänzt durch einige beliebte Vorlagen aus ihrem *Future ADHD Planner*, gewährt uns Grace in diesem Buch tiefe Einblicke in die innere Funktionsweise eines ADHS-Gehirns. Der *Future ADHD Planner* ist ein digitaler und gedruckt erhältlicher Planer, der weltweit von Therapeuten und Coaches empfohlen wird. Mittlerweile nutzen ihn 100.000 ADHS-Betroffene. Der Planer kann über www.futureadhd.com bestellt werden. Grace ist mit ihrem Werk meiner Ansicht nach so erfolgreich, weil es ihr darin gelingt, komplexe wissenschaftliche Ergebnisse und neurodivergente Erkenntnisse besonders eindrücklich zu erklären und dabei wohldosiert Tipps einzustreuen, die unser interessenbasiertes Nervensystem immer wieder aufs Neue einfangen.

Wie der *Future ADHD Planner* hat auch dieses Buch meine Ängste, Hoffnungen, Träume sehr angesprochen und mein Herz direkt erobert. Als Dopaminkick steht es bei mir persönlich an erster Stelle, und wenn es bei meiner beruflichen Tätigkeit mit ADHS-Betroffenen um konkrete Empfehlungen geht, verweise ich am liebsten darauf.

Es ist ein Geschenk, einen so liebenswerten Menschen wie Grace unter uns zu wissen, deren Lebenserfahrung, fachliches Wissen und Lernbegeisterung an allen Stellen gebraucht wird. Dank ihrer intensiven Beschäftigung mit den neuesten Untersuchungen und realen Erfahrungsberichten erreichen uns die evidenzbasierten, umsetzbaren Strategien auf jeden Fall, egal an welchem Ort auf der Welt wir uns befinden.

Bei meiner Arbeit als Klinische Psychologin und zertifizierter ADHS-Coach habe ich schon Tausende Betroffene weltweit begleitet und ich bin sehr zuversichtlich, dass *Dein ADHS Buddy* zwei deiner Bedürfnisse erfüllen wird. Erstens wird er dich dabei unterstützen, jeden einzelnen Anteil in dir zu verstehen, grundlegend anzunehmen und wertzuschätzen, samt der mit deiner ADHS einhergehenden Herausforderungen und Stärken. Zweitens wird dir das Buch Raum geben, dein einzigartiges Potenzial zu entdecken, zu entwickeln und umzusetzen, damit du deine positive Wirkungskraft, wie auch immer diese für dich aussieht, entfaltest.

Menschen mit ADHS, so zeigt die Forschung, besitzen einzigartige Stärken, darunter kognitive Dynamik, Mut, Energie, Menschlichkeit, Resilienz und Transzendenz. Diese Stärken benötigen wir, um Lösungen für die Genesung unseres Planeten und all seiner Bewohner zu finden und auszugestalten. Und diese Stärken trägst *du* in dir! Wir leben in einer Zeit, in der dein divergentes Denken und couragiertes Handeln von der Welt gebraucht wird. Aus diesem Grund freut es mich sehr, dass du dieses Buch in die Hand genommen hast, und ich bin auf den Zauber gespannt, den du dank seiner Hilfe entwickeln kannst.

Mariane Power

Klinische Psychologin + ADHS-Coach, Geschäftsführerin von The Posify Group (Anbieter von Neurodivergenztraining am Arbeitsplatz sowie Jobtraining für Organisationen, Jugendliche und Erwachsene)

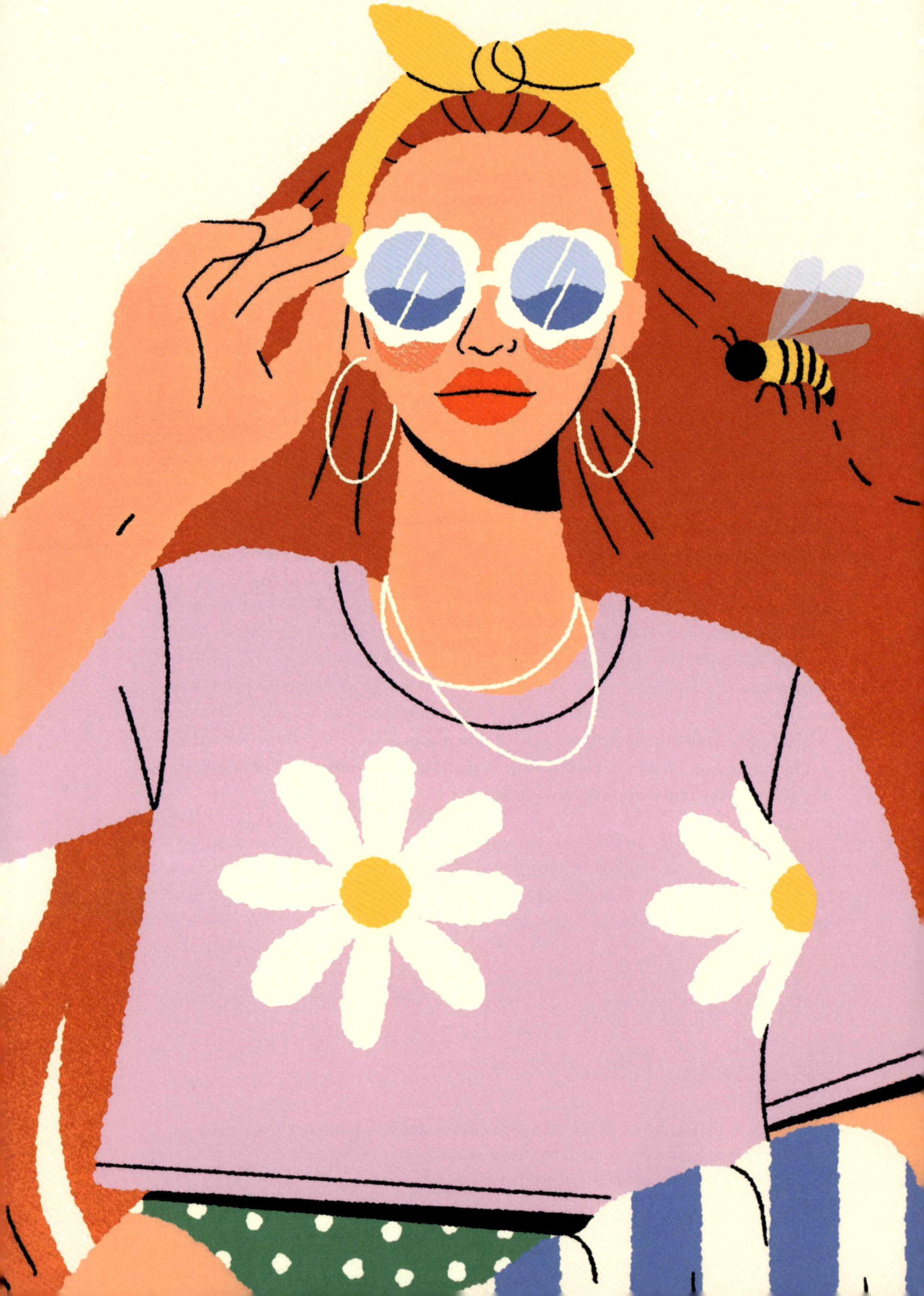

Einleitung

Hi – ich bin Grace. Mit 33 Jahren erhielt ich die Diagnose ADHS, dabei ist mein Gehirn schon zeit meines Lebens „neurospicy". Ich erinnere mich lebhaft an den Moment, als ich erkannte, dass ich ADHS habe. Ich recherchierte danach für meinen Sohn und blieb irgendwie an einem Artikel über ADHS bei Erwachsenen hängen. Darin wurde beschrieben, wie sich ADHS im Gehirn anfühlt, und beim Lesen fügten sich plötzlich alle Elnzelteile ineinander. Es war, als würde ich endlich jeden einzelnen Augenblick meines Lebens in Hochauflösung sehen.

In den Wochen danach fühlte ich mich teils traurig, teils erleichtert. Erleichtert, weil ich endlich Worte hatte, um zu beschreiben, wie mein Gehirn funktionierte. Und traurig bei dem Gedanken, was alles möglich gewesen wäre, hätte ich davon nur früher gewusst. Ich begann über ADHS zu forschen und zu schreiben, damit meine chaotischen, rasenden Gedanken einen Sinn ergaben und ich das, was ich lernte, erklären konnte. Am meisten, glaube ich, sehnen wir ADHS-ler uns danach, verstanden zu werden – von anderen und von uns selbst. Wir möchten uns so annehmen, wie wir sind. Dieses Buch ist meine Einladung, deinen Weg, der zum Verständnis deiner selbst führt, weiter zu beschreiten.

Mit einem ADHS-Gehirn zu leben, bedeutet ein Leben mit extrem intensiven Emotionen, konstantem Stimulationsbedürfnis und lähmender Zurückweisungsangst (Rejection Sensitive Dysphoria, RSD). Unsere Gedanken prasseln so massiv und schnell auf uns ein, dass wir erstarren – manchmal stunden- oder wochenlang. Die sogenannte exekutive Dysfunktion hindert uns zeitweise daran, das Haus zu verlassen, zu putzen oder zu kochen.

Wir verausgaben uns ständig, weil wir überall gleichzeitig sein wollen, um dann in letzter Minute abzusagen und möglicherweise Freunde zu verprellen. Impulsiv versenden wir, während wir zehn Dinge gleichzeitig tun, bissige Textnachrichten, um spätabends durch unsere Messages zu scrollen, uns zurückgewiesen zu fühlen und alles zu bereuen. Unsere Liste mit angefangenen, aber nie abgeschlossenen Projekten ist lang. Wir leiden an Schlafmangel, Reizüberflutung, wiederkehrender Prokrastination. **Und dennoch ...**

Mit ADHS zu leben, heißt auch, kritisch zu denken, kreativ Probleme zu lösen und unglaublich visionär zu sein. Wir sind leidenschaftlich und haben einen erlesenen Geschmack. Manche ADHS-ler tun verrückte oder gewagte Dinge. Andere sind aufgeschlossen und neugierig.

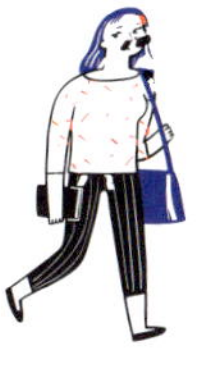

Wir sind mutig und gehen Risiken ein, was sich manchmal fantastisch auszahlt. Wir sind spontan, abenteuerlustig und wollen das Leben in bunten Farben genießen. Wir gründen eine Firma oder erlernen durch Hyperfokussierung sehr schnell eine neue Sprache. Wir können innehalten und uns komplett auf unser Gegenüber einlassen. Wir fragen gerne nach dem Warum und unsere Neugier motiviert uns, immer mehr dazuzulernen. Wir haben ein tiefes Bedürfnis nach Authentizität und Selbstentfaltung.

In einer Welt, in der ADHS einzig in Bezug auf ihre Defizite definiert wird, beginne ich Gespräche über ADHS lieber damit, mich darüber zu definieren, wer ich bin, anstatt darüber, was ich nicht bin.

Du
machst
Sinn.

Die sehr realen Herausforderungen, die das neurodivergente Leben in einer nicht für unsere Gehirne geschaffenen Welt mit sich bringt, mag ich nicht kleinreden. Die Folgen der exekutiven Dysfunktion und emotionalen Dysregulation sind sehr real, bis hin zu Jobverlust, seelischen Beeinträchtigungen, Suchterkrankungen, gescheiterten Beziehungen und Selbstgefährdung.

Doch meine größten ADHS-Defizite sind nicht Anforderungsvermeidung, Schlafmangel oder Ängstlichkeit, sondern die seit meiner Kindheit mit mir herumgetragene Scham. Diese tiefe, unausgesprochene Angst in der Frage: „Was stimmt mit mir nicht?“

Du sollst wissen, dass mit dir nichts verkehrt ist. Dein Gehirn macht Sinn.

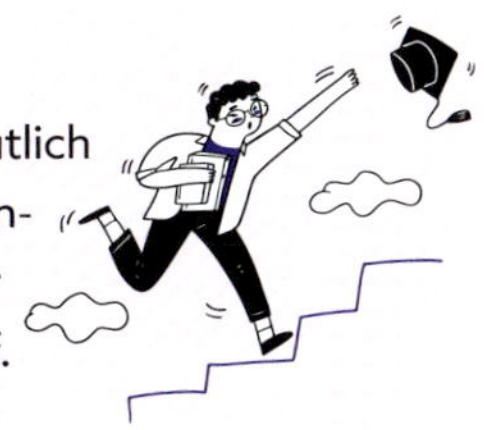

Deine Geschichte und deine Erfahrungen mit ADHS kenne ich nicht, aber vermutlich sind sie von schlaflosen Nächten, nachvollziehbaren Frusterlebnissen, Eingebungen, Verwirrung und Wut geprägt. Du willst Träume und Ziele verwirklichen, aber gerade hast du das Gefühl, unzählige To-dos türmen sich wie ein Berg vor dir auf. Und das fühlt sich unfair an.

Du ringst mit der kognitiven Dissonanz in dir: Du kennst deine Talente und hast so viel zu geben, aber gleichzeitig zerbrichst du dir den Kopf, wie die anderen dich ernst nehmen sollen, wenn du es selbst nicht kannst. Du findest es frustrierend, wie dich manchmal ein zufälliger Dopaminkick in die Lage versetzt, in kurzer Zeit enorm viel zu erledigen, aber ebenso schnell diese Motivation verloren geht und du sehr wenig dagegen tun kannst. In dir steckt durchaus „Potenzial“, denkst du, aber was hast du davon, wenn du doch nie etwas zu Ende bringst?

Diese Fragen sind sinnvoll und berechtigt. Vielleicht willst du aufgeben und ich würde es dir nicht zum Vorwurf machen ... Doch bevor du das tust, testest du hoffentlich dieses „Productivity Workbook“, das tatsächlich für dein ADHS-Hirn konzipiert ist.

Über dreißig Jahre lebte ich ohne ADHS-Kontext, in den ich meine Erlebnisse und Erfahrungen hätte einordnen können. Ich probierte so viele Tagesplaner aus, aber keiner schien zu passen, und am Ende verstaubten sie alle auf meinem Nachttisch. Kommt dir das bekannt vor? Ich dachte, ich könnte eben nichts durchziehen, und hielt mich meist für eine unorganisierte Versagerin. Doch jetzt weiß ich: Die meisten Planer sind für neurotypische Gehirne gemacht – sie haben eine „Einheitsgröße“ und sind starr. In dem Moment, als ich mein quadratisches Hirn nicht länger in ein rundes Loch stopfen wollte, durfte ich endlich aufatmen.

Dein ADHS Buddy ist zur Unterstützung deines ADHS-Gehirns konzipiert – dieses wechselhaften, leidenschaftlichen Gehirns, das voller Möglichkeiten steckt! Beim Blättern in diesem Buch setzt du deine Selbsterkundungsreise fort und erlebst, wie dein Gehirn aufblüht, ins Gleichgewicht kommt und die Welt versteht.

***Dein ADHS Buddy* heißt dich herzlich willkommen!**

Grace Koelma

Gründerin von Future ADHD

Wie du sehen wirst, nehme ich Bezug auf wissenschaftliche Erkenntnisse und Statistiken. Die Quellenangaben dazu findest du am Ende des Buchs.

Wie du dieses Buch benutzt

Dies ist kein nullachtfünfzehn ADHS-Produktivitäts-Tool. Es ist teilweise ein Buch und teilweise ein undatierter Planer. Wenn du mehr darüber erfahren willst, warum Produktivität so eng mit deiner emotionalen Regulation und dem Zustand deines Nervensystems verknüpft ist, lies dir zuerst Teil 1 durch. Oder möchtest du vielleicht nur deine völlig chaotische To-do-Liste im Gehirn neu sortieren, damit sie besser organisiert und schlüssiger ist? In diesem Fall blättere gleich zu *Dein Fokus-Tagesplaner* in Teil 2 (etwa in der Buchmitte).

Letztlich lade ich dich ein, dieses Buch dafür zu nutzen, wozu du es gerade benötigst – nicht dafür, was du glaubst, tun zu „müssen". Unregelmäßigkeit ist hier völlig akzeptiert. Es ist absolut okay, wenn du *Dein ADHS Buddy* ein paar Tage lang nutzt, es für zwei Wochen beiseite legst und dann wieder in die Hand nimmst. Er ist da und wartet auf dich, wie ein echter Freund. Deshalb ist er kein typischer „Planer" (wie du gleich sehen wirst).

Du darfst dir beim Lesen Textstellen anstreichen, die du dir später noch einmal anschauen willst, du kannst unter „Deine Gedanken" bei den tagebuchähnlichen Impulsen Ideen aufschreiben und gerne die Seitenränder bekritzeln, wenn deine Gedanken abschweifen. Das fühlt sich seltsam an, ich weiß – aber vergiss nicht: Du beschädigst das Buch nicht, wenn du etwas hineinschreibst. **Du vervollständigst es.**

Teil 1 handelt von den Stärken und Herausforderungen von ADHS, mit Kapiteln über die Emotionsregulation, das Nervensystem, Ziele und Produktivität. Meine Theorien (und die Ergebnisse vieler weiterer Fachleute und evidenzbasierter Studien) führen dich zum Verstehen, wie wir Menschen mit ADHS tatsächlich ticken und wie sich dies auf unsere Produktivität auswirkt. Das Nutzen von Planern und Checklisten kann großartig sein. Dieses Buch zeigt dir, wie du sämtliche Produktivitätstricks übertrumpfen kannst, wenn du auf körperlicher Ebene mit dem, **wer du bist und was du brauchst, im Einklang bist.**

Teil 2 ist dazu da, die Theorie in die Praxis umzusetzen. Es gibt viele Seiten für einzelne (undatierte) Tage sowie mehrere Bögen in der sogenannten Vorlagen-Toolbox. Alle unsere wirren Gedanken, To-dos, Projekte und Ziele, egal wie groß oder klein, sind hier wunderbar aufgehoben. Die Vorlagen entsprechen intuitiv deinen ADHS-Bedürfnissen und gewähren dir Schutz im Sturm des Lebens, um auszuloten, was du als Nächstes tun kannst und was du loslassen darfst. Es sind Vorlagen, die keinerlei Druck ausüben – verwende sie in deinem eigenen Tempo und deinem eigenen Rhythmus.

Schlüpfe in deine gemütlichste Hose, hol dir etwas zum Knabbern (fürs Dopamin!) und Schreibzeug. Hier kannst du deine Leuchtmarker und Lieblingsstifte testen.

Bereit zum Eintauchen?

Du willst dich heute ein klein wenig organisierter fühlen als gestern?

Blättere zu Seite 123 …

Du hast gerade erst von deiner ADHS erfahren? Du bist durcheinander und fühlst dich allein?

Schlage auf Seite 18 nach …

Du kommst ständig zu spät und vergisst alles Mögliche? Schmutziges Geschirr stapelt sich?

Gehe zu Seite 43 …

Du willst lernen, was du tun kannst, wenn dich Selbstfürsorge stresst?

Springe zu Seite 81 …

Du grübelst ständig über alle Möglichkeiten nach und musst dich entscheiden?

Schaue dir Seite 120 an …

Du hast Abertausend Dinge im Kopf und willst bloß nichts vergessen?

Beginne auf Seite 213 …

Du willst deine Erfolge feiern, ob kleine oder große? Du suchst „Glimmer"-Momente in deinem Tag?

Erkunde die Seite 127 …

Du hast das Gefühl, nirgends mithalten zu können oder nichts „hinzukriegen"?

Bewege dich zu Seite 32 …

Du kommst nicht vom Sofa hoch? Du hast das Gefühl, die Prokrastination hat dich fest im Griff?

Hüpfe zu Seite 102 …

Du fühlst dich überreizt? Die Lichter sind dir zu hell oder dieses Hintergrundgeräusch nervt dich?

Lies auf Seite 72 nach …

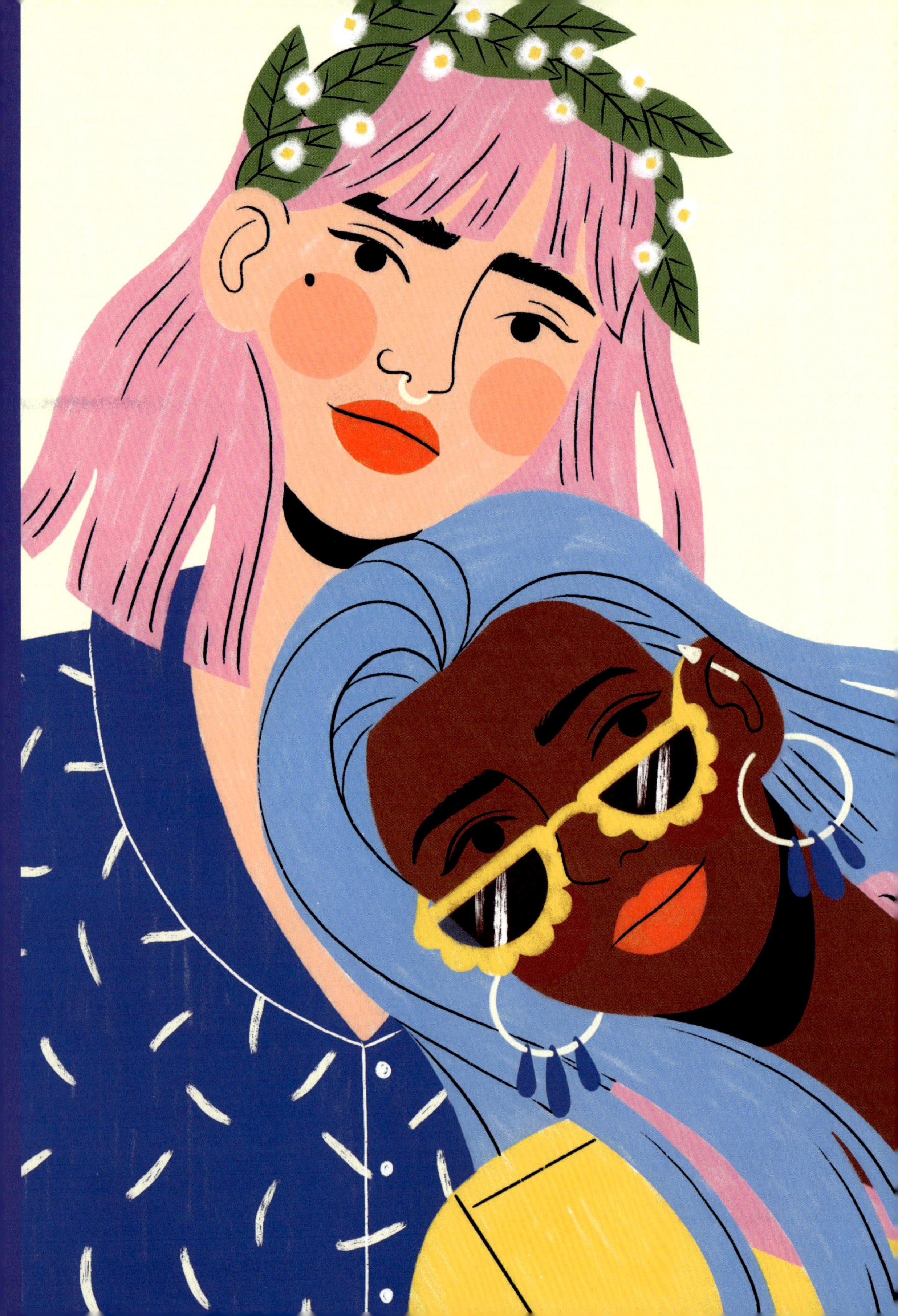

Teil 1

ADHS erklärt

Dies ist eine Einladung, mehr über dich zu erfahren - sei es, dass du dich selbst diagnostiziert hast, eine späte Diagnose erhalten hast oder einfach nur herausfinden willst, ob du von ADHS betroffen bist. Wenn wir mehr über das Warum unserer komplexen Wesenszüge und Verhaltensweisen lesen und die neuesten Erkenntnisse aus der ADHS-Forschung erfahren, fühlen wir uns weniger allein. Wir können unsere Trigger und Muster besser verstehen und stolz sein auf unser ADHS-Gehirn und die Stärken, die es uns schenkt. Das Thema neugierig und wertfrei anzugehen, hilft uns, die Tür aufzubrechen und somit die Akzeptanz und Selbstermächtigung wie eine frische Brise hereinströmen zu lassen. Bist du bereit?

ADHS-Grundwissen

Was ist ADHS?

Die Aufmerksamkeitsdefizit- und Hyperaktivitätsstörung (ADHS) ist ein facettenreiches, neurobiologisches Phänomen, das familiär gehäuft auftritt. 5,9 % der Kinder und 2,5 % der Erwachsenen sind schätzungsweise von ADHS betroffen. Sie selbst beschreiben sich als ADHS-ler, neurodivergent, „neurospicy" oder sprechen von ihrem „ADHS-Gehirn". ADHS äußert sich auf vielfältige Weise und die Merkmale sind individuell unterschiedlich.

Drei ADHS-„Typen"

Das **DSM-5** („Diagnostic and Statistical Manual of Mental Disorders", 5. Aufl.), ein weltweites Klassifizierungssystem für Ärzte zur Diagnose psychischer Erkrankungen, differenziert **drei** ADHS-Typen je nach Erscheinungsbild:

In früheren DSM-Auflagen wurde ADHS als ADS bezeichnet.

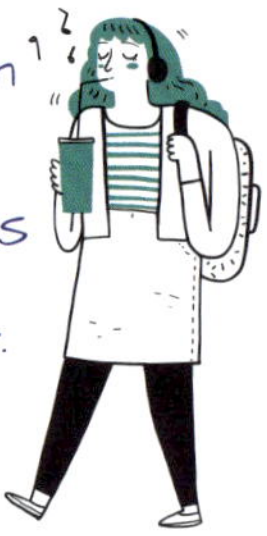

- **Der hyperaktiv-impulsive ADHS-Typ**
- **Der unaufmerksame ADHS-Typ**
- **Der kombinierte ADHS-Typ (Mischtyp)**

Hyperaktiv-impulsive ADHS

Betroffene sind innerlich wie von einem Motor getrieben. Sie können schwer stillsitzen oder abwarten, treffen impulsive Entscheidungen, geben übermäßig Geld aus, unterbrechen andere und haben plötzliche Stimmungsschwankungen. Sie sind oft leidenschaftlich, stur, sehr intuitiv, unterhaltsam, abenteuerlustig und bewahren in Krisen einen kühlen Kopf. Sie erleben die Welt extrem intensiv, sind sehr rastlos und können nur schwer abschalten. Die mentale Hyperaktivität führt zu „Stimming", d. h. selbststimulierendem Verhalten wie Haare zwirbeln oder Nägel kauen.

Quellenangaben zu den Seiten findest ... Buchs.

Unaufmerksame ADHS

Betroffene sind eher vergesslich, zerstreut und unorganisiert. Sie neigen zu emotionalen Schwankungen und haben ein anderes Zeitgefühl (Zeitblindheit). Oft sind sie tiefsinnige Denker und Visionäre, sprühen permanent vor Ideen und besitzen ein hohes Maß an Kreativität, Einfühlungsvermögen und Empathie. In vielen Fällen leidet der unaufmerksame ADHS-Typ eher an Entscheidungslähmung („Paralyse durch Analyse") und an zu geringer Aktivität als an Hyperaktivität. Unaufmerksame ADHS-ler werden häufig als „faul" tituliert und kämpfen oft mit niedrigem Selbstwertgefühl.

Kombinierte ADHS

Menschen mit einem kombinierten Erscheinungsbild weisen sowohl Züge des hyperaktiv-impulsiven als auch des unaufmerksamen ADHS-Typs auf.

Ganz gleich, welchen ADHS-Typ du hast – wichtig ist, dass er sich bei uns allen unterschiedlich äußert!

Formelle ADHS-Diagnose

Für eine formelle ADHS-Diagnose ist der Besuch eines Psychiaters oder Psychologen notwendig. Dort bewertet man detailliert deine persönlichen, beruflichen und Kindheitserfahrungen und stellt fest, ob die klinischen ADHS-Kriterien nach DSM-5 bei dir erfüllt sind. Zur Ermittlung von ADHS-Symptomen in deiner Kindheit musst du eventuell Nachweise wie Schulzeugnisse vorlegen. Eine Diagnose kann validierend sein, dir bei der Suche nach Unterstützung helfen und dir den Zugang zu ADHS-Medikamenten und neurodivergenten Anpassungen in deiner Arbeitsumgebung ermöglichen.

Selbstdiagnose

Eine Selbstdiagnose geht mit dem tiefen Verständnis seiner Selbst einher – man identifiziert sich mit dem ADHS-„Label" und den Merkmalen, steht aber auf einer Warteliste für die Diagnose, man hat sich gegen eine Diagnose entschieden oder erhält sie aus Kostengründen oder mangels Zugänglichkeit nicht. Die Selbstdiagnose kann zu Selbstvalidierung, mehr Unterstützung und besseren Strategien verhelfen. Wenn wir uns gesehen und validiert fühlen, sind wir weniger einsam und akzeptieren uns selbst mehr. Wir finden Anschluss in einer breiteren sozialen und globalen Community, die Verständnis für uns hat. Doch wir sollten wissen, dass ohne medizinische Diagnose keine ADHS-Medikamente erhältlich sind.

Die emotionale Reise einer späten ADHS-Diagnose

Hast du erst im Erwachsenenalter die Diagnose ADHS erhalten und versuchst gerade, aus deiner Kindheit und dem Großteil deines Erwachsenseins schlau zu werden? Dann bist du nicht allein. Wie Studien durchweg zeigen, wird ADHS bei Mädchen in der Kindheit nur unzureichend diagnostiziert, aber die Auswirkungen dieser Unterdiagnose sind kaum untersucht. Die Gründe jedoch, warum ADHS bei Jungen häufiger als bei Mädchen diagnostiziert wird, kennen wir:

- **Medizinische Fachleute haben geringere Kenntnisse davon, wie sich ADHS bei Mädchen und Frauen äußert.**
- **Viele Symptome sind bei Frauen internalisiert und bei Männern externalisiert.**
- **Viele Mädchen haben ein starkes Anpassungsbedürfnis und können andere gut beobachten und imitieren. Zur Vermeidung von sozialer Zurückweisung oder Problemen verbergen sie ihre ADHS-Symptome – „Maskieren" heißt die Strategie.**

Hast du deine ADHS-**Diagnose oder Selbstdiagnose spät im Leben** erhalten, sind vielerlei Emotionen ganz normal – vielleicht bist du **traurig, wütend oder du bedauerst** die Fülle an Schwierigkeiten und verpassten Gelegenheiten infolge deiner nicht diagnostizierten ADHS. Auch viel Schamgefühl kann in dir hochkommen bei dem Gedanken an all die vielen negativen Kommentare deiner Eltern, Freunde, Lehrer oder Geliebten. Und du bist **erleichtert,** für deine Anstrengungen endlich eine Erklärung zu haben und weder „faul" noch „eine Versagerin" zu sein. Podcasts, in denen Erwachsene über ihre Erfahrungen einer späten Diagnose berichten, sind darüber hinaus hilfreich. Denke daran, dass du nicht alles gleich heute sortieren musst. Dir deiner ADHS bewusst zu sein, ist ein gewaltiger erster Schritt. Sei daher geduldig und gib dir die Zeit, all dies zu verarbeiten.

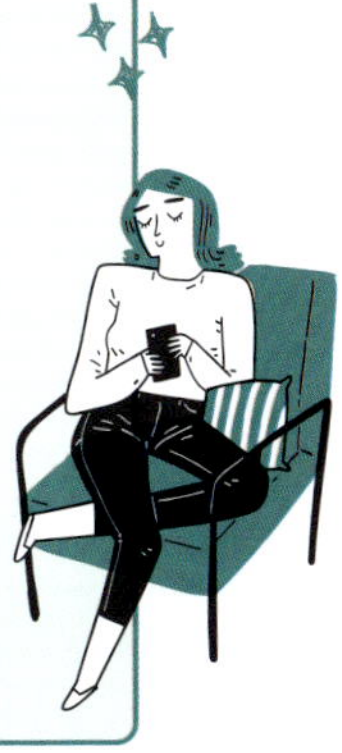

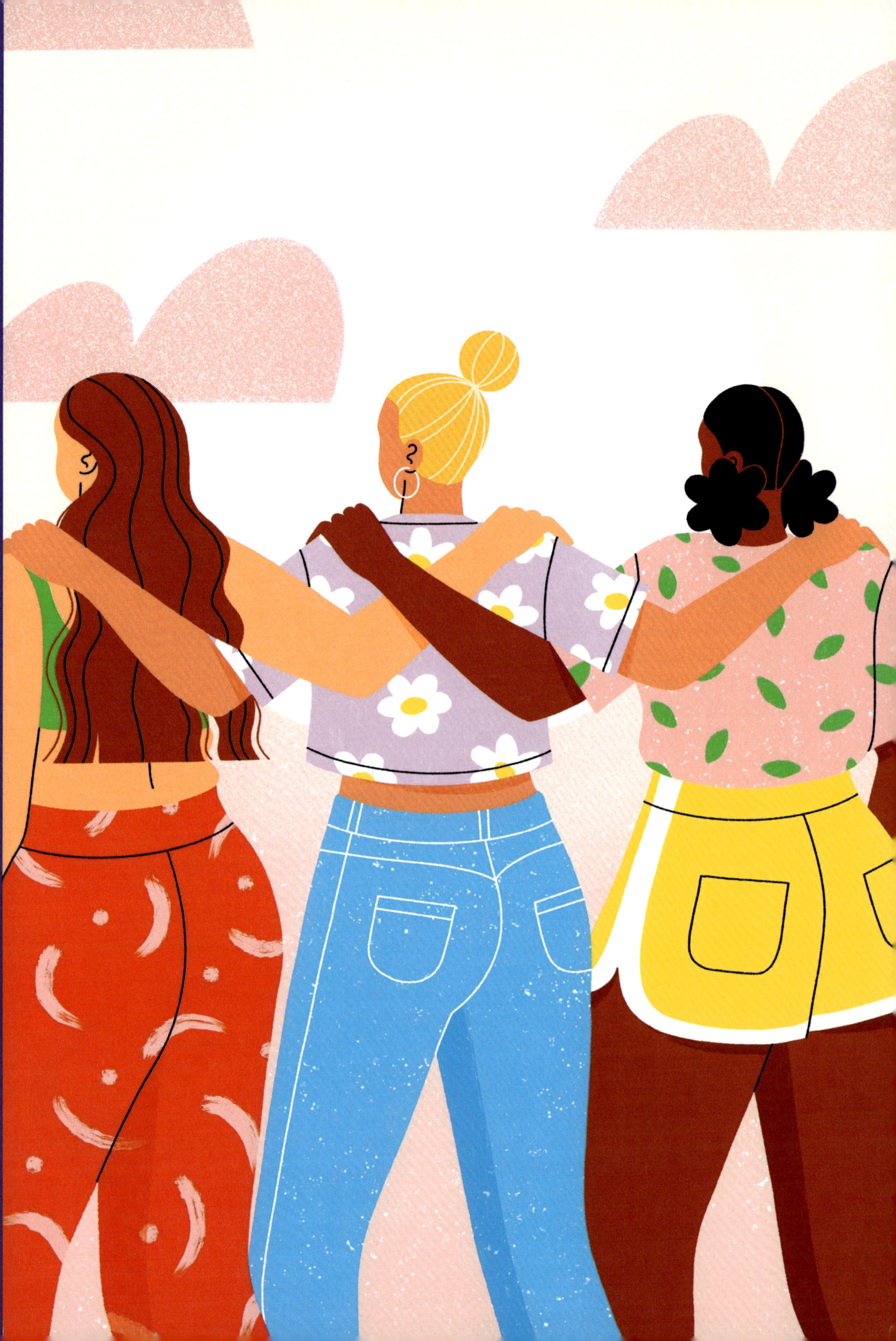

Intersektionalität

Über ADHS wird häufig diskutiert, als sei es eine statische, exakt definierte neurobiologische Beeinträchtigung. In Wirklichkeit jedoch beinhaltet Neurodiversität chaotische und sehr vielschichtige Erfahrungen, die von einer Reihe sozioökonomischer Faktoren beeinflusst sind. Der Begriff der Intersektionalität beschreibt das Zusammenwirken unterschiedlicher Identitätsaspekte eines Menschen und ihren Einfluss auf dessen Erfahrungen und Herausforderungen.

Bestimmte Faktoren können (neben anderen) deine ADHS-Erfahrungen beeinflussen:

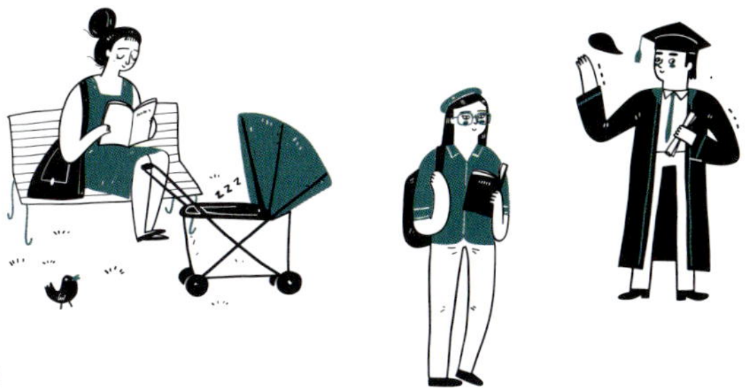

- Geburtsort
- Geschlechtsidentität und Sexualität
- ethnische Zugehörigkeit
- Zugang zu Bildung
- Erziehung und Familiendynamik
- Wohlstand und Sicherheit
- früherer Missbrauch und/oder Trauma
- Wohnort und Zugang zu Gesundheitseinrichtungen
- psychische Begleiterkrankungen oder sonstige Beeinträchtigungen
- Betreuung neurodivergenter oder anderweitig hilfsbedürftiger Kinder
- Pflege älterer Eltern oder sonstiger Angehöriger
- eine unterstützende Gemeinschaft/Partnerschaft

Diese intersektionalen Ebenen erhöhen allesamt den Grad der Diskriminierung und Marginalisierung neurodivergenter Menschen.

Als schwarze, alleinerziehende Mutter mit ADHS und Kindern, die ebenfalls ADHS haben, machst du völlig andere Erfahrungen als eine toughe Unternehmerin aus der Mittelschicht mit ADHS, und deren Erfahrungen unterscheiden sich wiederum komplett von denen eines queeren, 15-jährigen Mädchens mit Autismus und ADHS.

Das Leben mit ADHS (und einem komplexen Bündel anderer Beeinträchtigungen) in einer Welt, die nicht für Neurodiverse geschaffen ist, ist nicht leicht. Auch wenn der von mir verfolgte Ansatz auf den inhärenten Stärken von ADHS basiert, ist mir klar, welches Privileg es ist, die „Gaben" von ADHS zu erkennen. Nicht jeder von uns lebt in einem Umfeld, in dem unsere Neurodiversität als Stärke wertgeschätzt wird. **Gleichwohl verdient es jeder einzelne Mensch, sich gesehen, in Sicherheit und unterstützt zu fühlen – in der Schule, der Familie, der Arbeitswelt und generell in der Gesellschaft.** Lasst uns Schritt für Schritt auf eine Welt wie diese hinwirken.

Wie auch immer deine eigene Geschichte ist: Dieses Buch bietet dir einen sicheren Ort, an dem dein Gehirn Sinn macht. Hier kannst du deine Anstrengungen neu deuten, du musst dich nicht länger für deine Vergangenheit schämen und kannst lernen, dein ADHS-Gehirn für dich zu nutzen.

Die Stärke der Neurodiversität

„Neurodiversität" (neurologische Vielfalt) ist in der neurodivergenten Community als Quelle für Kraft und Anerkennung ein gerne verwendeter Begriff. Oft wird das Konzept der Neurodiversität der autistischen australischen Soziologin Judy Singer zugeschrieben, die es in den 1990er-Jahren zur Destigmatisierung der natürlichen Bandbreite menschlicher Gehirne prägte.

Der Mediziner, Biochemiker, Molekularbiologe und Nobelpreisträger Gerald Edelman warf einen einzigartigen Blick auf das menschliche Gehirn, das er verglich mit einem „individuellen Regenwald voll Wachstum, Wandel, Wettbewerb, Vielfalt und Selektion". Und Dr. Thomas Armstrong bezeichnete die Diversität der Gehirne als ebenso bereichernd wie die Biodiversität und Vielfältigkeit der Kulturen und Ethnien.

Diese Stimmen und Expertenmeinungen sind sich darin einig, dass die Resilienz in unserer Gesellschaft zunimmt, wenn wir das breite Spektrum menschlicher Neurodiversität anerkennen, respektieren und wertschätzen. Die Entfaltung jedes Einzelnen macht uns alle stärker. Kürzliche Studien untersuchten die aus einem medizinischen, in erster Linie auf Defizite ausgerichteten Modell resultierenden gesellschaftlichen Einstellungen und Stigmata, die mit ADHS einhergehen. Wir brauchen eine Verschiebung hin zu einer Gesellschaft, in der die Vielfalt der ADHS-Erfahrungen hervorgehhoben und die ADHS-Stärken gefeiert werden – so der allgemeine Konsens.

ADHS ist ein Spektrum

Häufig wird mit ADHS ein einziges Stereotyp in Verbindung gebracht: laut, störend, rastlos, desorganisiert. Dabei umfasst ADHS ein breites Spektrum an Wesenszügen. Irritierenderweise werden viele davon (Vergesslichkeit, Stimmungsschwankungen, Suchttendenzen, Hibbeligsein) von den meisten Menschen zu ganz unterschiedlichen Zeiten erlebt. Gemessen wird ADHS anhand der Schwere und Häufigkeit dieser Merkmale, vor allem daran, wie sehr sie den Alltag beeinträchtigen. Es gibt kein einheitliches ADHS-Störungsbild. Deine Neurodivergenz erlebst du ganz anders als dein ADHS-Freund. Es ist ein komplexes Zusammenspiel von Merkmalen, die sich auf dein Leben auswirken, und daher muss die Diagnose und Behandlung auf jeden Einzelnen zugeschnitten sein.

Komorbiditäten bei ADHS

Mit Komorbidität ist das gleichzeitige Vorhandensein von mindestens zwei medizinischen Beeinträchtigungen oder Störungen bei einer Person gemeint. Sie existieren entweder unabhängig voneinander oder stehen in Wechselwirkung, indem sie den jeweils anderen Verlauf beeinflussen. ADHS wird häufig von einer Reihe weiterer Komorbiditäten begleitet.

Beispielsweise geht ADHS einher mit einem deutlich höheren Risiko für schwere Depressionen, diverse Angststörungen, bipolare Störung, Autismus, Lernschwächen wie Legasthenie und Dyspraxie, oppositionelle Verhaltensstörung oder auch Tourette-Syndrom sowie andere Tic-Störungen. Darüber hinaus korreliert ADHS mit einem deutlich höheren Risiko von Schlaflosigkeit, Suchtmittelmissbrauch, chronischen Schmerzen und Suizidgefährdung. Wenn neurodivergente Menschen Zugang zu Hilfsangeboten, Gemeinschaften, Medikamenten und Therapie haben, sind diese Risiken geringer.

Herausforderungen von ADHS

Nachfolgend sind einige sehr reale Herausforderungen aufgeführt, mit denen ADHS-Betroffene konfrontiert sind und die einen erheblichen Einfluss auf ihre Produktivität, Zielsetzung, Beziehungen, Berufswelt und ihr Wohlbefinden haben. Viele davon spielen eine wesentliche Rolle dafür, wie wir funktionieren. Auf diesen Gebieten brauchen wir Unterstützung.

- Impulsivität/ Risikobereitschaft
- Exekutive Dysfunktion
- Zeitblindheit
- Zerstreutheit/ Vergesslichkeit

Unterstreiche oder markiere dir die Bereiche, in denen du dich wieder-findest.

- Entscheidungslähmung
- Chronische Prokrastination
- Zurückweisungsangst
- Unorganisiertheit
- Rastlosigkeit
- Ungeduld
- Plötzliche intensive Gefühle
- Tagträumerei
- Schnell gelangweilt/ ruhelos
- Anforderungsvermeidung
- Schwierigkeiten, etwas durchzuziehen
- Ängste/ Depressionen
- Geringes Selbstwertgefühl
- Unkontrolliertes Mitteilen (Oversharing)

Stärken von ADHS

Die folgenden Merkmale basieren auf den Untersuchungen von ADHS-Experten wie Dr. Edward Hallowell, Dr. John Ratey und Dr. William Dodson, die den Fokus auf die Stärken richteten. Viele dieser Eigenschaften sind abhängig von unserem interessenbasierten Nervensystem und äußern sich in der Regel dann, wenn wir von etwas fasziniert sind.

Kreative Problemlösung

Leidenschaft + Idealismus

Unbändige Neugier

Lebensbegeisterung

Vor Ideen sprühen

In großen Zusammenhängen denken

Ein Leben lang lernen

Blättere später zu dieser Seite zurück, um evtl. weitere Stärken zu ergänzen.

Mutig die eigene Meinung vertreten

Spontaneität + Unkonventionalität

Liebe zum Detail

Einfühlsamkeit + Intuition

Sich für andere einsetzen

Ausgelassenheit + Fröhlichkeit

Sensibel + fürsorglich

Originell + innovativ

Hartnäckig + ausdauernd

Freigiebig + großherzig

Stark fokussiert

Das Leben mit einem ADHS-Gehirn fühlt sich mitunter sehr einsam an. Egal wie deine eigene Geschichte ist: Dieses Buch bietet dir einen sicheren Ort, an dem dein Gehirn Sinn macht. Hier kannst du das, was dir schwerfällt, neu einordnen. Du musst dich nicht länger für deine Vergangenheit schämen und lernst, mit deinem ADHS-Gehirn umzugehen.

Deine Gedanken

Denke über deinen bisherigen Lebensweg und deine emotionalen Verwirbelungen der Vergangenheit nach (Kummer vielleicht, oder Erleichterung, Erkenntnis, Wut, Verbitterung, Bedauern). Durch das Benennen und Aufschreiben jeder einzelnen Empfindung können wir dieses gewaltige und intensive Gefühlsknäuel etwas besser entwirren.

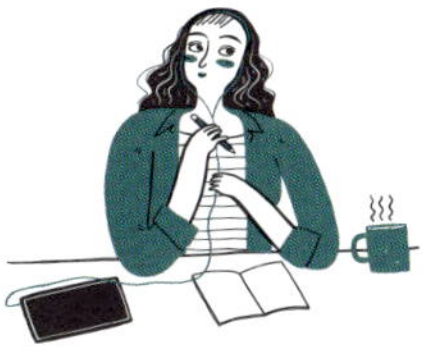

Eine Gemeinschaft von Menschen zu finden, die dich so lieben, wie du bist, ist ungeheuer wichtig. Notiere die Personen, denen du von deiner ADHS-Diagnose erzählt hast (oder erzählen möchtest), und dass du auch auf Social Media nach ADHS-Gruppen schauen willst.

ADHS bei Frauen

Die Forschung der letzten vier Jahrzehnte zu Frauen und ADHS zeigt, dass Frauen und Mädchen mit ADHS völlig andere Erfahrungen machen als Männer und Jungen.

Frühe Studien richteten ihren Fokus vorrangig auf die auffälligeren, typischerweise mit Jungen in Verbindung gebrachten ADHS-Merkmale wie Hyperaktivität und Impulsivität. Aus diesem Grund wurden viele Mädchen mit ADHS, deren Symptome weniger offensichtlich oder störend waren, häufig übersehen oder fehldiagnostiziert.

Erwähnenswert ist die sehr geringe Zahl an wissenschaftlichen Untersuchungen, die sich auf gender-nonkonforme, gender-queere Personen oder auf Transfrauen konzentrierten, was sich hoffentlich in Zukunft ändern wird. Um zu verstehen, wie Menschen aller Geschlechter die Neurodivergenz erleben, müssen wir dringend mehr über die Neurodiversität erfahren.

Der Schmerz, nicht verstanden zu werden

Jüngste Studien weisen darauf hin, dass Frauen mit ADHS infolge von Fehlinformationen und gesellschaftlicher Stigmatisierung mit einer Reihe von Problemen konfrontiert sind, die über die gewöhnlichen Symptome von Hyperaktivität, Impulsivität und Unaufmerksamkeit hinausgehen. **Findest du dich in folgenden Beispielen wieder?**

Vielleicht wurdest du in der Schule gehänselt oder hast in der Kindheit Verunsicherung, Selbstvorwürfe, Zurückweisung und Schmerzhaftes erfahren, weil die anderen dich nicht verstanden oder wertgeschätzt haben.

„Simple" Pflichten und Routineaufgaben im Haushalt können für dich zum Problem werden und du schämst dich bzw. es ist dir peinlich, wenn Freunde zu Besuch kommen.

Erinnerungen an schwierige Phasen in der Kindheit oder Begebenheiten, bei denen sich die ADHS negativ auf dich auswirkte, können dein Selbstwertgefühl und dein Vertrauen in die eigenen Fähigkeiten mindern.

Dir fällt es eventuell schwer, soziale Signale wahrzunehmen, du fühlst dich in Gesellschaft anderer unwohl und beleidigst andere versehentlich; im sozialen oder beruflichen Umfeld ist es daher anstrengend für dich.

Möglicherweise plagen dich oft negative Gedanken wie: „Was stimmt nicht mit mir?", „Ich bin eine Versagerin" oder „Ich hasse mich". Das führt zu übermäßigem Grübeln (Overthinking) und zu Entscheidungslähmung.

Du erlebst womöglich heftige Wutausbrüche. Du spürst, dass du überreagierst, aber kannst diese Emotionen nur schwer im Zaum halten und weißt nicht, warum.

Beziehungen

ADHS kann für eine Beziehung zur enormen Herausforderung werden. Etwa wenn in einem intensiven Gespräch deine Gedanken plötzlich wilde Schleifen drehen und dein Gegenüber schlicht im Stich lassen. Oder wenn deine Vergesslichkeit mal wieder zuschlägt und du eine Ausrede brauchst, warum du das Brunch beim Freund schon wieder verschwitzt hast. Auch neigen ADHS-Betroffene zu überstürzten Entscheidungen oder emotionsgeladenen Reaktionen, die ihre Freunde oder Partner irritieren. Wir scheinen gefangen zu sein in einer Achterbahn intensiver Gefühle, die schwer vorhersehbar oder steuerbar sind.

Hormonelle Veränderungen

Hormonschwankungen während Menstruation, Schwangerschaft und Menopause können die ADHS-Symptome bei Frauen verstärken und sich negativ auf die Konzentration, Organisation und Emotionsregulation auswirken. Die hormonellen Veränderungen machen es Frauen mit ADHS möglicherweise zusätzlich schwer, ihren täglichen Verpflichtungen nachzukommen. Infolgedessen kommt es zu gesteigerter Vergesslichkeit, Impulsivität, Stress und Stimmungsschwankungen sowie erhöhter emotionaler Sensibilität.

Schwangerschaft und Muttersein

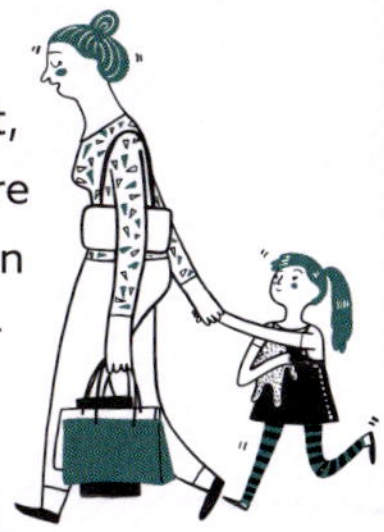

Frauen, die über viele Jahre ihre ADHS gut „maskieren" konnten, sind oft überfordert, wenn sie Mutter werden, und erleben vermehrt exekutive Dysfunktionen (d. h. ihre Fähigkeit zur Bewältigung komplexer kognitiver Prozesse wie Planen, Entscheiden und Organisieren bricht zusammen). Schlafmangel, Reizüberflutung durch Kindergeschrei, sich überschneidende Zeitpläne, Hausputz, Zubereitung von Mahlzeiten und weniger Zeit für sich selbst – all diese Faktoren beeinflussen immens die Selbstregulation, selbst wenn ein unterstützender Partner an ihrer Seite steht (mehr dazu auf Seite 89). Darüber hinaus beeinträchtigen Impulsivität und Vergesslichkeit die Einnahme von Verhütungsmitteln. Studien zufolge ist die Rate ungeplanter Schwangerschaften und Teenager-Mutterschaften bei Frauen mit ADHS bis zu fünf Mal höher als bei Frauen ohne ADHS.

Arbeiten und Studieren

In Beruf und Ausbildung stoßen Frauen mit ADHS oft auf komplexe Hindernisse. Aufmerksamkeitsprobleme und emotionale Dysregulation bringen Fehler und Unstimmigkeiten mit sich und aufgrund von Organisationsschwierigkeiten und Prokrastination werden Deadlines verpasst. Wegen der beeinträchtigten Exekutivfunktionen sind manche Aufgaben kaum zu bewältigen und die sensorische Überempfindlichkeit macht laute Arbeitsplätze oder Lernumgebungen umso anstrengender. Frauen fehlte bislang eine Kultur oder gemeinsame Sprache, um diese Schwierigkeiten zu beschreiben, weshalb manche sich – durch andere oder sich selbst – massiv unter psychischen Druck gesetzt fühlen (Gaslighting). Die ADHS-Diagnose beim Besuch deiner Psychiaterin mag uns vollkommen einleuchten, aber sobald wir unsere Bedürfnisse verteidigen müssen, zweifeln wir an uns selbst und fragen uns, ob wir einfach nur faul oder unorganisiert sind. Auch die Stigmatisierung und die Angst, „entlarvt" zu werden, spielen eine bedeutende Rolle. Manche Frauen fürchten, wenn sie dem Chef oder Kollegen von ihrer ADHS-Diagnose erzählen, für inkompetent gehalten und deshalb unverhältnismäßig unterstützt zu werden oder unfairerweise den Job zu verlieren.

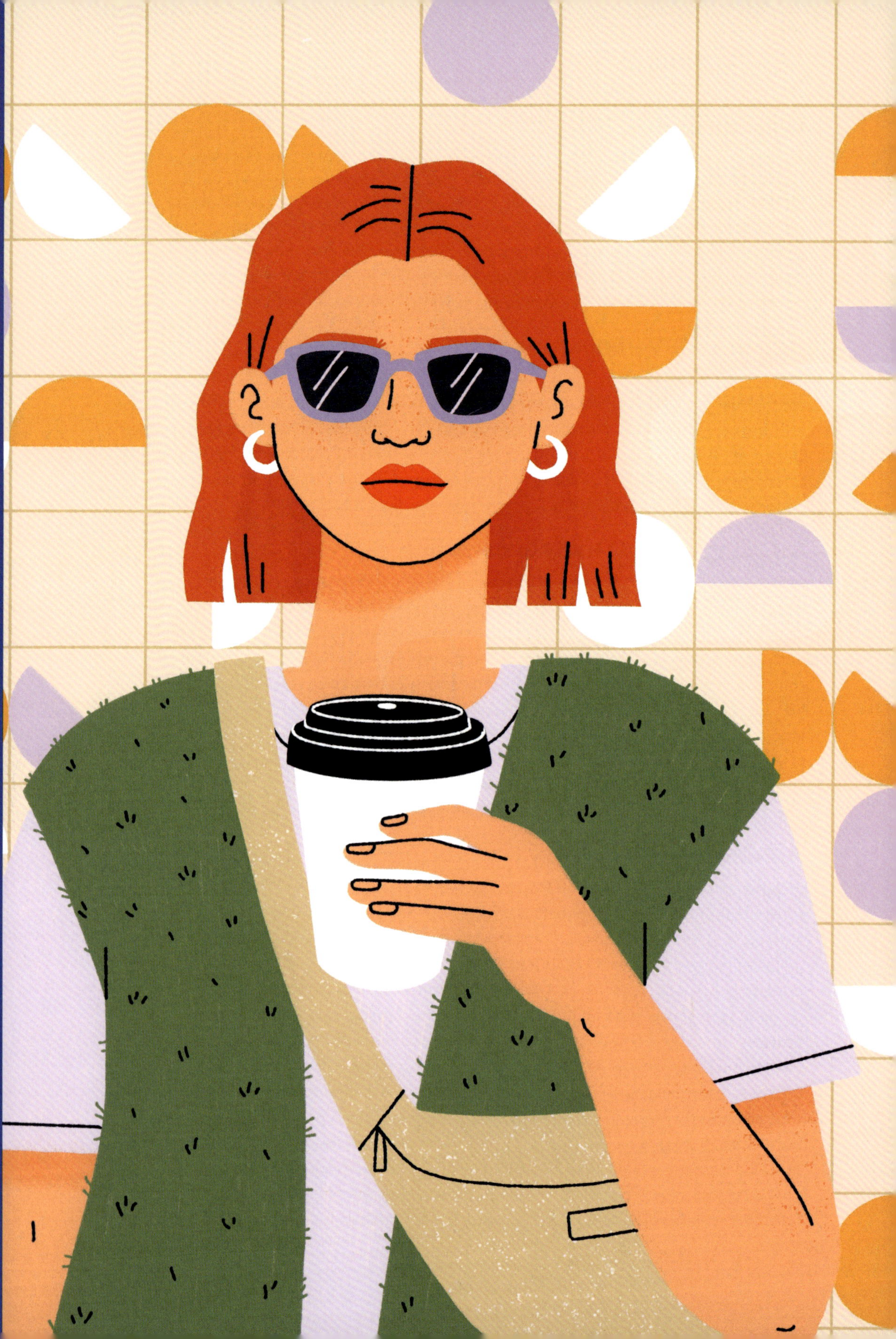

Maskieren von ADHS

Mit „Maskieren" (engl. Masking) ist der Versuch gemeint, unsere ADHS-Merkmale zu verbergen, um uns in einer Gesellschaft, die oftmals ein organisiertes, aufmerksames und ruhiges Verhalten von uns erwartet, anzupassen und „normal" zu sein. Von Maskieren sind nahezu alle ADHS-ler betroffen, doch Frauen sind darauf von klein auf konditioniert. Laut der Psychotherapeutin Sari Solden sind es typischerweise ADHS-Mädchen, die lernen, welche Lernstile und sozialen Verhaltensweisen gerne gesehen bzw. toleriert und welche abgelehnt werden. So bleibt ADHS bei Mädchen oft unerkannt und wird erst später im Leben diagnostiziert.

Das Maskieren kann sich wie folgt äußern:

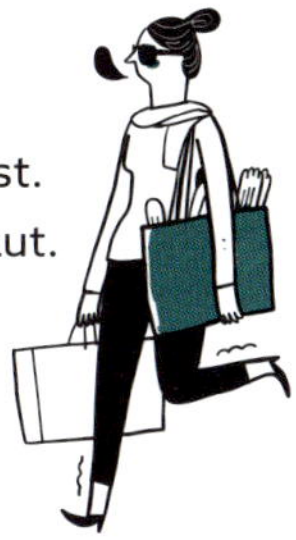

- Du versteckst Hyperaktivität durch Ruhe (oder unauffälliges Stimming).
- Du musst Ausreden erfinden, warum du zu spät kommst oder abgelenkt bist.
- Du räumst hektisch zu Hause auf, eine Minute, bevor ein Freund vorbeischaut.
- Du tust, als gefiele es dir auf der Party, obwohl du völlig überreizt bist.
- Du beteiligst dich in der Klasse oder im Job angemessen an Diskussionen, selbst wenn du in Gedanken völlig woanders bist.
- Du verbirgst starke Emotionen vor deinen Kindern.
- Du plauderst höflich, dabei willst du viel lieber direkt sein und nur deine Arbeit erledigen.

Die Strategie des Maskierens kann bei ADHS nützlich sein, um Freundschaften und wichtige Arbeitsbeziehungen aufrechtzuerhalten, doch sie hat einen hohen Preis. Maskieren kostet Kraft, d. h. uns bleibt weniger Energie für Beziehungen, Hobbys oder Selbstfürsorge. Maskieren führt auch zu inneren Konflikten, da wir unermüdlich damit beschäftigt sind, den äußeren Schein zu wahren, der nicht mit unseren echten inneren Erfahrungen übereinstimmt. Besonders anstrengend ist das Maskieren, wenn wir nur wenige (oder keine) Orte oder Beziehungen haben, bei denen wir unsere „Maske fallenlassen" und einfach wir selbst sein können. Studien zur Emotionsregulation verweisen außerdem auf die Stressreaktionen, die das Maskieren durch die Unterdrückung von Gefühlen in unserem Nervensystem auslöst.

Deine Gedanken

In welchen Situationen maskierst du am häufigsten und wie wirkt sich das auf deine Energie aus?

Geringes Selbstwertgefühl

ADHS und ein geringes Selbstwertgefühl stehen in deutlichem Zusammenhang. Wie die Forschung zeigt, kämpfen ADHS-Betroffene jeder Altersgruppe (speziell in unbehandeltem Zustand) deutlich stärker mit schwachem Selbstwertgefühl als Gleichaltrige ohne ADHS, doch bei Frauen ist dies besonders intensiv ausgeprägt. Ein schlechtes Gefühl sich selbst gegenüber beeinflusst und schwächt unmittelbar unsere exekutiven Funktionen, sozialen Fähigkeiten und Emotionsregulationen. Für mich stellt sich dieser Kreislauf wie folgt dar:

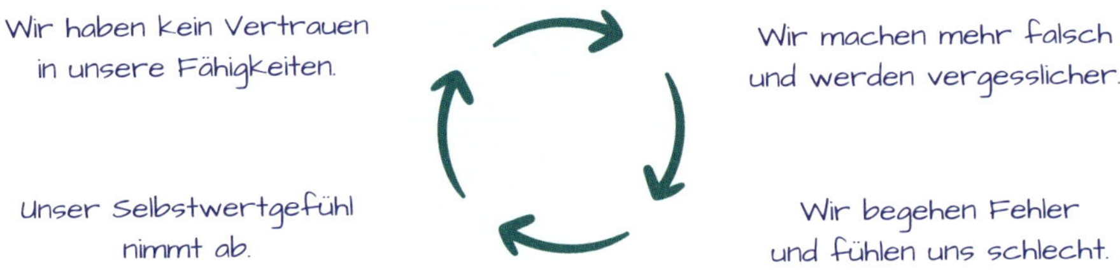

Wie uns der Kreislauf der Selbstzweifel beeinflusst

Bisweilen führt unser geringes Selbstwertgefühl dazu, dass wir immer weniger an unsere eigenen Fähigkeiten glauben, und dieses fehlende Selbstvertrauen kann unsere ADHS-Symptome tatsächlich verschlimmern. Vielleicht hast du in der Schule oder im Job das Gefühl, nicht mithalten zu können. Du verpasst Termine, deine Projekte sind chaotisch und es scheint, alle anderen hätten ihre Sache im Griff. Da kommt leicht der Gedanke auf: „Vielleicht bin ich dafür einfach nicht gemacht."

Freunde oder Familienangehörige weisen dich auf deine Fehler hin – als würden sie sagen: „Hey, du hast wohl die Anleitung zum Erwachsenwerden nicht gelesen!" Wir schleppen einen Rucksack voller Dinge auf den Schultern, auf dem „Nicht gut genug" steht und der täglich schwerer wird. Und das Schlimmste ist: Vor lauter Selbstzweifel gelingt es uns immer seltener, uns auf unsere Aufgaben zu konzentrieren, die vielen To-dos im Blick zu haben und unsere impulsiven Gedanken in Schach zu halten.

Dazu kommt die endlose Vergleicherei: Aufgaben, mit denen du dich wahnsinnig schwer tust, erledigen deine Freunde mit links. Als würden sie im Einsteigerlevel spielen, während du im schweren Modus festhängst. Es ist zwar kein Wettbewerb, aber trotzdem hast du das Gefühl, nicht mithalten zu können.

Menschen mit ADHS können unglaublich erfolgreich sein. Doch weil wir in anderen Lebensbereichen völliges Chaos empfinden, nehmen wir (oder andere) unseren Erfolg nicht ernst und tun ihn als puren Zufall oder Glück ab, wodurch sich der Selbstzweifelkreislauf weiter verschärft. Das Impostor-/Hochstapler-Syndrom abzuwehren, ist anstrengend.

Schamgefühle in der Kindheit

Der Forscher Dr. William Dodson schätzt, dass **Kinder mit ADHS bis zum Alter von zwölf Jahren sage und schreibe 20.000 mehr negative oder korrigierende Botschaften erhalten als Gleichaltrige ohne ADHS.**

Kinder reagieren ausgesprochen empfindlich auf Botschaften aus ihrem Umfeld, besonders von Autoritätspersonen wie Eltern, Lehrern und Gleichaltrigen. Je mehr die herabwürdigenden Rückmeldungen überwiegen, umso schlechter wird ihre Selbstwahrnehmung und ihr Wohlbefinden.

Die Klinische Psychologin Dr. Emily Anhalt hat zwei Jahre lang qualitative Untersuchungen zu erfolgreichen Erwachsenen mit ADHS durchgeführt. Demnach waren die leidvollsten Einzelerfahrungen nicht der Umgang mit ADHS-Symptomen, sondern die „Gefühle von Inkompetenz, Einsamkeit und Scham sich selbst gegenüber."

Unsere schiere Gedankenflut und unsere Overthinking-Tendenz kann dazu führen, dass wir ADHS-ler in einer **Grübelschleife** gefangen und auf unsere Schwierigkeiten hyperfokussiert sind. Gefühle der Sinnlosigkeit, die uns Energie rauben, stellen sich ein und grundlegende Fähigkeiten wie exekutive Funktionen, Logik und Emotionsregulation gehen verloren. Ich verfolge in diesem Buch einen Ansatz, der frei ist von Schamgefühl. Er will dir vielmehr zu Erfolgserlebnissen verhelfen, um dein Selbstvertrauen zu stärken und aus dieser Grübelschleife endgültig auszusteigen.

Deine Gedanken

Beschreibe eine Lebenssituation, in der dich Gefühle von Minderwertigkeit oder Versagen davon abgehalten haben, ein Risiko einzugehen, eine Freundschaft zu knüpfen, dich auf einen konkreten Job zu bewerben oder etwas Neues auszuprobieren.

Was ist AuDHS?

Die Bezeichnung „AuDHS" wird dann verwendet, wenn sowohl ADHS als auch Autismus bei einer Person zutreffen. In der Regel bevorzugen Menschen mit diagnostizierten ADHS- und Autismus- Kriterien die Bezeichnung AuDHS anstelle von ADHS. Ähnlich wie für ADHS, können Betroffene in den sozialen Medien unter dem Suchbegriff und Hashtag #AuDHS passende Communitys und Informationsangebote finden.

Auf vielen Ebenen überschneiden sich die Symptome von ADHS und Autismus, doch es gibt auch einige bedeutende Unterschiede. Sehr gute Infos dazu findet man beispielsweise auf www.neurodinge.de/audhd/ oder auf der Webseite Neurodivergent Insights, darunter ein Venn-Diagramm, das ich nachstehend angepasst habe. Es ist jedoch als Leitfaden nicht exakt und das Zusammenspiel von Autismus und ADHS birgt zu viele weitere Nuancen, um sie im Rahmen dieses Buchs behandeln zu können. Wenn du mehr darüber erfahren möchtest, darfst du gerne weiter dazu recherchieren.

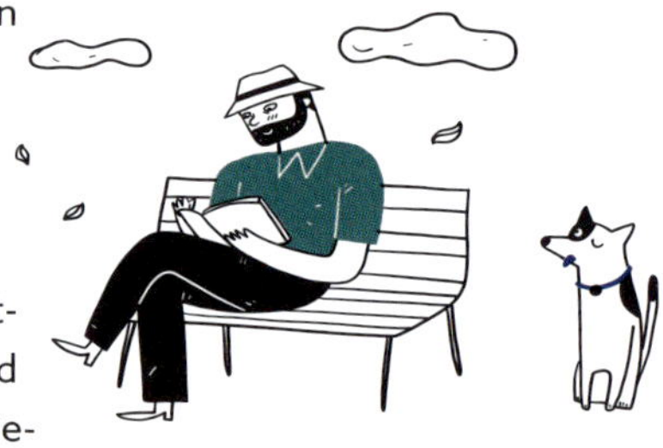

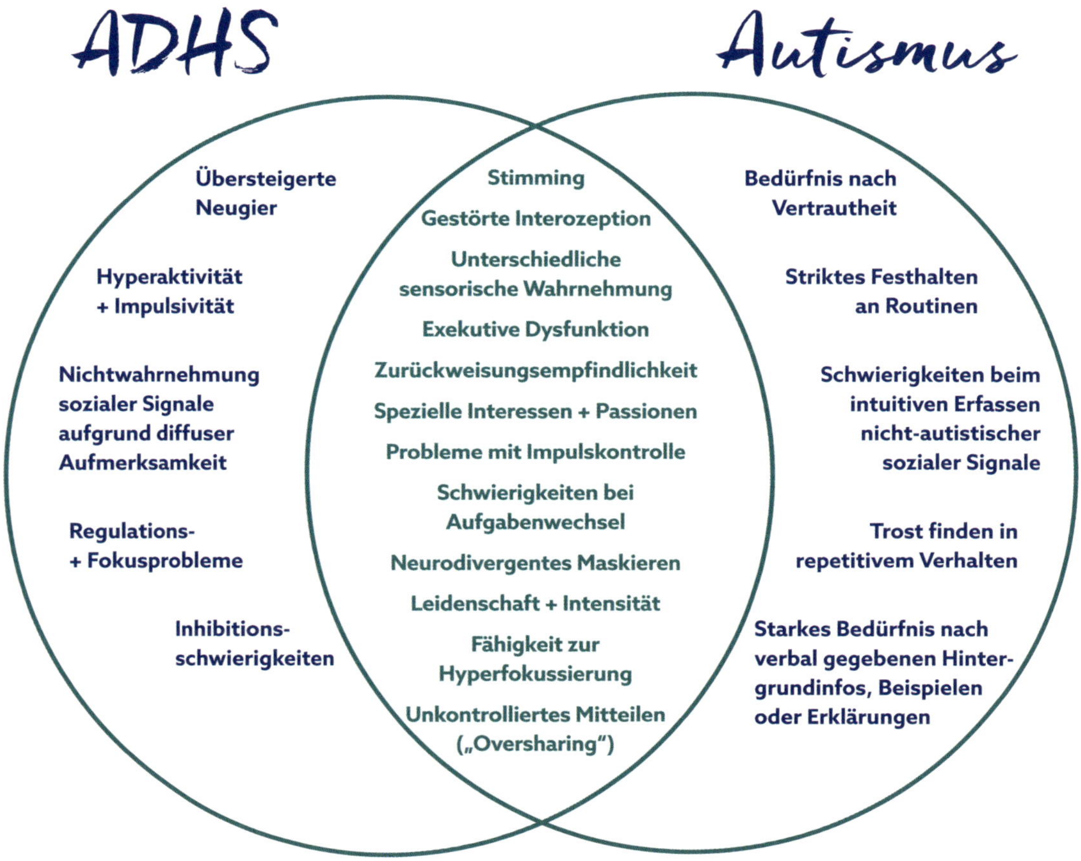

Morgans Story

ADHS und Autismus (AuDHS)

Die klinische Diagnose Asperger-Syndrom (so hieß es damals) erhielt ich im Alter von dreizehn, als bei meinem zehnjährigen Bruder zeitgleich ADHS diagnostiziert wurde. Wir wussten beide schon immer, dass wir auf der gleichen „Gehirnwellenlänge" waren, aber wegen seiner offensichtlichen Hyperaktivität und Impulsivität, im Vergleich zu meinen Symptomen, hatte ich bis vor Kurzem nie gedacht, ADHS könnte sich auch auf eine andere Weise äußern. Erst als ich anfing, mich wissenschaftlich in ADHS und Autismus einzulesen, erkannte ich, dass sich ADHS bei uns Frauen und Mädchen oft unterschiedlich darstellt, und wie sehr wir darauf konditioniert sind, jegliche Defizite oder Verschiedenartigkeit zu verstecken.

In den letzten vier Jahren hatte ich während meiner Promotion in Biotechnologie sehr mit Konzentrationsproblemen zu kämpfen und werde daher aktuell auf AuDHS (Autismus und ADHS) diagnostiziert. Besonders bei der Laborarbeit bemerke ich eine extreme Vergesslichkeit, allerdings führe ich das „nur" auf Gedächtnisprobleme zurück. An diesen leide ich schon mein Leben lang, doch je komplexer meine Arbeit ist, desto schlimmer werden sie.

Mit einer nicht diagnostizierten ADHS zu leben, kostet enorm viel Kraft. Von medizinischen Fachleuten werden unsere Schwierigkeiten gerne als mentale Erkrankung abgetan, anstatt sie als Symptome eines neurodivergenten Menschen zu sehen, der sein Leben außerhalb der gesellschaftlichen Normen führt. Eine Diagnose kann uns helfen, unser eigentliches Problem zu benennen und Wege zu finden, gegen unsere Dysregulation anzugehen und sie zu kontrollieren. Dafür müssen wir die Funktionsweise unseres Gehirns gezielt für uns nutzen.

Äußerlich betrachtet bin ich erfolgreich, daher glauben manche Menschen offenbar nicht, dass ich mit den Symptomen kämpfe oder darunter leide.

Meine von Natur aus hyperaktiven Gedanken und mentale Impulsivität haben sich zu einer internalisierten ADHS entwickelt, und die Folge meines fortwährenden Maskierens waren lange depressive Episoden und Dysregulation.

Die ADHS kann Fluch und Segen sein, aber an der Art meiner Gehirnverkabelung würde ich nichts verändern wollen. Meine innere Welt ist derart komplex, dynamisch und detailreich, dass sie oft um einiges interessanter und spannender ist als das, was außerhalb von mir geschieht. „Unaufmerksamkeit" heißt bei mir nicht, dass ich wirklich unaufmerksam bin, sondern dass ich lieber über interessante Themen nachsinne. Was als „Tagträumerei" bezeichnet wird, ist für mich Theoretisieren und Fantasieren. Hoffentlich können wir eines Tages sowohl auf individueller als auch auf gesellschaftlicher Ebene die unglaubliche Stärke von Neurodiversität anerkennen.

“Mein Inneres stimuliert mich intellektuell stärker als alles, was in meinem täglichen Leben um mich herum geschieht.”

Morgan

Dopamin motiviert uns

Hat man dich jemals „faul" genannt? Oder hast du je erschöpft gedacht: „Warum bin ich bloß so unfähig, das ist doch nicht schwer?" Über lange Zeit wurde ADHS aus dem Blickwinkel einer defizitären Aufmerksamkeit betrachtet. Doch wie viele ADHS-ler glaube auch ich, dass wir mehr als genug Aufmerksamkeit haben – unsere Schwierigkeit ist, sie zu kanalisieren. An dieser Stelle kommt ein kleiner Neurotransmitter namens Dopamin ins Spiel ...

Die Wissenschaft ist von der Verknüpfung von Dopamin und ADHS insbesondere deshalb überzeugt, weil Stimulanzien bei der ADHS-Behandlung sehr gut anschlagen. Einfach ausgedrückt, kurbeln verschreibungspflichtige Stimulanzien wie Dextroamphetamin und Methylphenidat die Dopamin- und Norepinephrin-Speicherung im Gehirn an und verbessern so Konzentration, Motivation und Emotionsregulation von ADHS-lern. Während die Zusammenhänge klar sind, bleiben die komplexen Wirkmechanismen der Dopaminbahnen im ADHS-Gehirn ein neues (und spannendes) Forschungsgebiet.

Ungeachtet dessen beschreiben Neurodivergente ihr Leben oft als „dopaminmotiviert". Wir futtern maßlos salzige Snacks, shoppen stundenlang online, brauchen das High nach dem Workout oder driften im Arbeitsmeeting gedanklich völlig ab ... Offenbar bestimmt die konstante Jagd nach Dopamin maßgeblich unsere Prioritäten. Hast du schon festgestellt, wie du vierzehn Stunden am Stück an etwas bastelst, aber deine nasse Wäsche fünf Tage im Korb liegt und nicht zu bewältigen ist? In dem Glückshormon steckt mehr, als wir vermuten.

Dopamin ist ein „Dark Horse"

Dopamin ist für seine glücksbringenden Eigenschaften bekannt, wobei ich es für ein „Dark Horse" halte – einen unterschätzten Akteur mit verborgenem Potenzial sozusagen. Denn es sorgt dafür, dass unsere exekutiven Funktionen in Topform sind. **Studien zufolge ist Dopamin ein Hauptfaktor bei Motivation, Lernen und Aufgabenbewältigung.** Dopamin ist Teil eines chemischen Cocktails, mit dessen Hilfe wir gute Entscheidungen treffen, Ziele setzen und aus unseren Fehlern lernen können.

- Eine viel zitierte Metaanalyse (d. h. eine Zusammenfassung der Ergebnisse vieler weiterer Studien) von 2010 geht davon aus, dass Dopamin-Neuronen unterschiedliche Rollen übernehmen können, da sie nicht an alle Hirnareale die gleichen Motivationssignale senden. In bildgebenden Studien reagierten manche Dopamin-Neuronen auf negative Reize mit Erregung, andere hingegen nicht.
- Gemäß einer Studie von 2018 ist Dopamin vermutlich sogar in der Lage, nach Bedarf zwischen verschiedenen Motivations- und Lernmodi hin- und herzuschalten.
- Viele Experimente verweisen auf die unterschiedlich starke Reaktion von Dopamin-Neuronen auf Belohnungen: Größere Belohnungen erregen sie mehr als kleinere, wahrscheinlichere mehr als unwahrscheinliche, unmittelbare mehr als verzögerte. Faszinierend, nicht wahr?

Wenn Dopamin für unsere exekutiven Funktionen derart wichtig ist, sollten wir vorrangig nach gesunden Dopaminquellen Ausschau halten. **Blättere zu deiner „Dopamin-Belohnungsliste" auf der nächsten Seite.**

Meine Dopamin-Belohnungsliste

Markiere dir diese Seiten, damit du aus dem kleinen praktischen Dopamin-Menü jederzeit etwas für dich aussuchen kannst. Die Liste hilft dir auch im Kapitel *Dein Fokus-Tagesplaner* ab Seite 123.

Abschalten

- Sei für eine Nacht unerreichbar (schalte dein Telefon aus und genieße die Stille).
- Versuche, dich zu „erden" (stelle dich z. B. mit nackten Füßen ins Gras).
- Stöbere in aller Ruhe in einem Buchladen.
- Kaufe dir eine Zeitschrift (und setze dich wirklich hin und lese sie).
- Schlendere ausgiebig durch deinen Garten (oder entlang deiner Straße).
- Halte gezielt nach Rosen Ausschau und rieche an ihnen.
- Schmuse/spiele mit deinem Haustier.
- Verbringe Zeit in deinem Garten (oder mit Gartenarbeit, wenn dich das entspannt).
- Probiere Origami aus (schaue dir YouTube-Tutorials an).
- Mache Kreuzworträtsel/Sudoku.
- Male oder zeichne etwas.
- Mache Holzarbeiten.
- Besuche ein Museum oder eine Galerie.

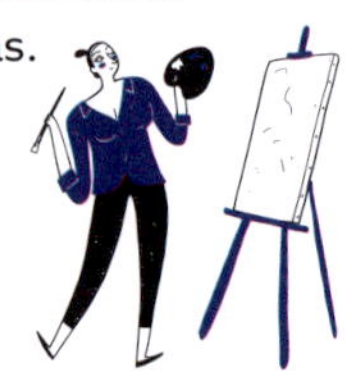

Neues erleben

- Bestelle dir in deinem Lieblingsrestaurant etwas, das du noch nie probiert hast.
- Mache eine Fotosafari.
- Unternimm Spannendes (Hochseilparcours, Zipline, Gokart, Skifahren).
- Schreibe deine eigene Liste mit Dingen, die dir Spaß machen und dich nach langweiligen Aufgaben belohnen würden.
- Plane einen Urlaub/eine Reise.
- Schaue eine interessante Doku.

Rausgehen

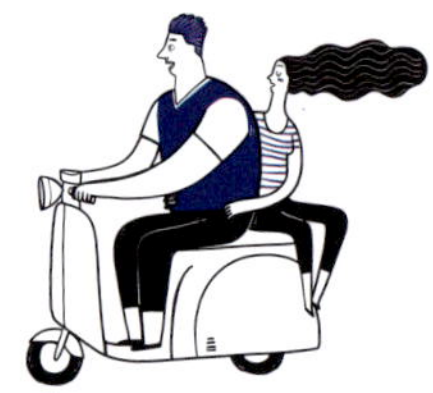

- Gehe kurz spazieren.
- Gehe wandern.
- Beobachte die Vögel.
- Mache eine Radtour.
- Gehe die Sterne beobachten.
- Gehe schwimmen (im Schwimmbad, See, Meer).
- Setze dich fünf Minuten dem direkten Sonnenlicht aus.
- Hüpfe durch Regenpfützen.
- Betrachte den Sonnenaufgang oder Sonnenuntergang.
- Laufe zum Strand.
- Fahre Inliner.
- Gehe in den Park.
- Umarme einen Baum.
- Setze dich unter den Baum.
- Beobachte ein Gewitter.
- Pflücke Blumen.

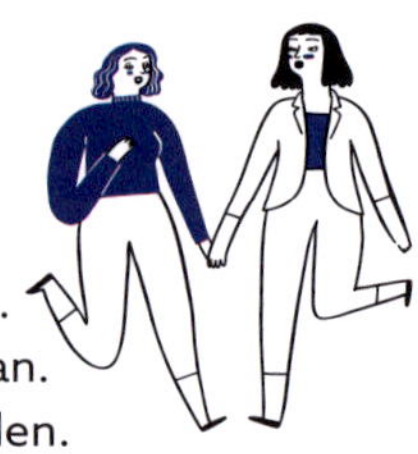

Mit Freunden

- Spiele ein Brettspiel.
- Rufe eine Freundin an.
- Triff dich mit Freunden.
- Spiele ein Videospiel mit einem Freund.
- Sende einer Freundin eine nette Nachricht.
- Spiele etwas mit deinen Kindern.
- Halte nach lokalen Events Ausschau (findet in deiner Stadt bald ein Festival statt? Das könnte nächstes Mal deine Belohnung sein!)

Kreise dir ein paar Ideen ein, die du ausprobieren willst!

Alte Lieblingssachen

- Schaue dir eine Fernsehshow an, die du früher super gerne mochtest.
- Lies das Buch, das du schon ewig lesen willst.
- Blättere in alten Fotoalben.
- Schaue lustige Videos online (ohne schlechtes Gewissen, du hast es verdient).
- Bestelle dir etwas Leckeres von deinem Lieblingsrestaurant.
- Gehe ins Kino.
- Musiziere auf einem Instrument.
- Sei mal echt retro und schaue einen alten Film, ein Konzert oder eine Fernsehshow auf DVD.
- Durchforste deinen Kleiderschrank nach lustigen neuen Kombinationen (bestimmt hast du Sachen, die du selten/nie trägst ...?).
- Finde heraus, wie dieses Ding, das du im hpyerfokussierten Zustand gekauft und nie angerührt hast, funktioniert (mein Blick fällt gerade auf die DSLR-Kamera).
- Spiele dein Lieblingsspiel auf dem Handy (Timer stellen).

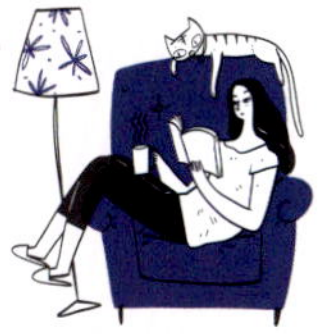

Leckereien

- Trinke eine Tasse Tee/Kaffee.
- Gönne dir etwas Süßes.
- Kaufe frische Produkte auf dem lokalen Markt.
- Nasche etwas von der Schokolade, die du vor den Kindern versteckst.
- Mache ein Picknick in deinem Hinterhof.
- Backe einen Kuchen nach dem berühmten Rezept deiner Oma.
- Iss draußen in der Sonne zu Mittag.
- Besuche ein Restaurant.
- Gönne dir einen herzhaften Snack.

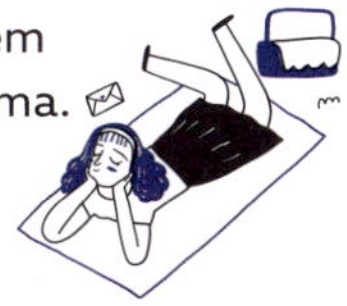

Entspannung pur

- Mache ein Nickerchen.
- Probiere sensorisches Cocooning aus.
- Mache ein paar Dehnungsübungen.
- Nimm ein Fußbad (stelle die Füße in die Badewanne oder eine Schüssel).
- Lackiere dir die Nägel bunt.
- Gönne dir eine Gesichtsmaske.
- Besuche eine Tanzparty.
- Lausche binauralen Beats/ „braunem Rauschen".
- Gehe zeitig zu Bett.
- Höre einen Podcast.
- Spiele mit einem „Stimming-Toy" (Fidget-Spielzeug, Knetmasse oder Zauberwürfel).
- Mache eine zweiminütige Body-Scan-Meditation.
- Setze dich auf den bequemsten Stuhl bei dir daheim, halte inne und ruhe dich eine Weile aus.
- Nimm ein Bad.
- Wenn dich ein Bad nicht so entspannt, nimm eine Dusche.
- Zünde eine Kerze an und schaue ihr einfach beim Brennen zu.
- Male etwas mit Buntstiften.
- Gehe ins Fitnessstudio.
- Lausche einem Hörbuch.
- Höre deine Lieblingsmusik.

Ergänze eigene Ideen:

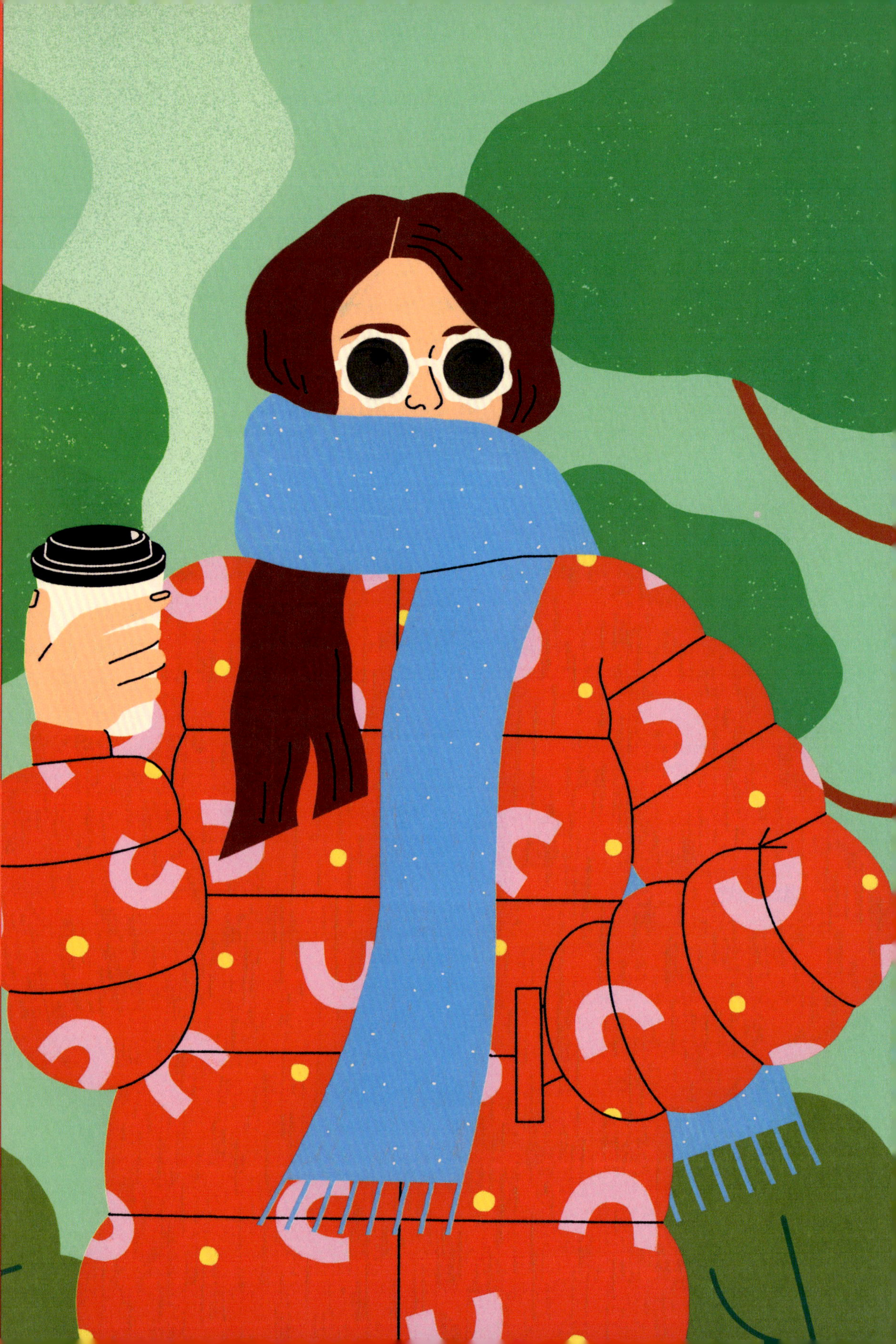

Emotionale Regulation

ADHS kann verwirrend sein. Manchmal sind wir zu höchster Konzentration fähig, aber dann legen wir einen Schalter um, sind abgelenkt oder stören. Mal können wir empathisch und feinfühlig zuhören, ein andermal neigen wir zu Oversharing – wir teilen uns unkontrolliert mit – oder haben einen Wutausbruch. Entscheidend ist, dass wir verstehen, wie die emotionale Dysregulation unsere exekutiven Funktionen und Produktivität beeinträchtigt. Das Erkennen unserer eigenen Gedankenmuster spielt eine enorme Rolle, um ausgeglichener zu werden, ein Bewusstsein für unsere emotionalen Gewohnheiten zu entwickeln und diese Nervenbahnen allmählich neu zu verkabeln.

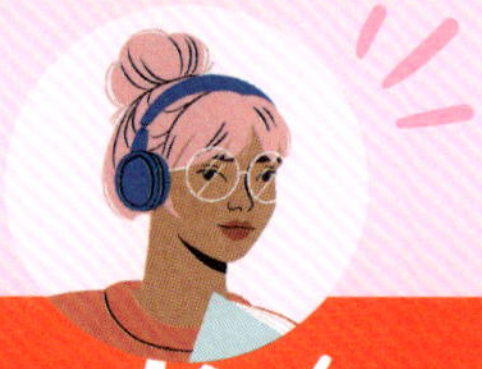

Ein Tag in Kates Leben ...

Beim Aufwachen bin ich schon erschöpft, weil ich eine schlaflose Nacht hinter mir habe. Ich lag wach und machte mir Sorgen, weil meine Freundin eine lange, ehrliche Nachricht, die ich ihr kürzlich geschrieben habe, zwar gelesen, aber noch nicht beantwortet hat. Das setzte meine zurückweisungsempfindliche Gedankenspirale in Gang (siehe Seite 63). Um mich abzulenken, greife ich nach dem Handy und checke die Nachrichten. Da sehe ich eine Erinnerung: Sportkleidung mit ins Büro nehmen! Ich weiß, ich sollte jetzt aufstehen und sie rasch einpacken, bevor ich es vergesse, aber ich bin zu müde dazu. Ich werde das Gefühl nicht los, dass ich meine Freundin mit der Nachricht irritiert habe, vielleicht war ich doch zu offen gewesen? Da klingelt mein „Beweg deinen A****"-Wecker und ich merke, dass ich zwanzig Minuten lang gegrübelt habe und jetzt zu spät dran bin. Viel zu spät.

Hektisch mache ich mir meinen Morgenkaffee – aber wo ist mein To-go-Becher, den ich am liebsten habe? Ich verschwende wertvolle Zeit mit der Suche, weil ich auf keinen Fall mit der anderen, hässlichen Tasse in meinen Tag starten kann. Ich finde sie unter dem schmutzigen Geschirrberg. Zu spät, keine Zeit mehr, zu frühstücken oder oder ein Lunch einzupacken. Ohne Make-up kann ich aber unmöglich aus dem Haus, also stürze ich ins Bad und will schnell meiner Lieblingskollegin schreiben, dass ich mich verspäte. Oh nein, ich habe gestern Nacht mein Handy nicht aufgeladen, weil ich das Ladekabel nicht fand, jetzt hat es nur noch zehn Prozent Akku. Ich suche weitere fünf Minuten alles ab und beschließe dann, mir im Büro ein Ladekabel auszuleihen.

Ich komme zu spät und platze mitten in die Teambesprechung. Die anderen halten mich für eine schreckliche Chaotin, das spüre ich. Vor lauter Stress und Hunger kann ich mich kaum konzentrieren. Als mein Chef mir eine Frage stellt, habe ich einen Aussetzer, dabei weiß ich die Antwort. Grrrrr! Nach dem Meeting suche ich zuerst ein Ladekabel und setze mich dann an den Schreibtisch. Ich bin nicht bei der Sache, klappe meinen Laptop auf und da fällt mir ein, dass binaurale Beats die Konzentration von ADHS-lern fördern. Ich suche die perfekte Playlist, was mir einen sofortigen Energieschub verpasst, bis ich mich irgendwann auf die wissenschaftliche Recherche über binaurale Beats und Gehirnwellen hyperfokussiere. Ups, vielleicht hätte ich etwas weniger Zeit darauf verwenden sollen ...

Mega hungrig gehe ich in die Mittagspause – mein Zuspätkommen und Handyladen haben mich so gestresst, dass ich völlig vergessen habe, etwas zu essen. Nachmittags muss ich etwas für eine bevorstehende Präsentation recherchieren, aber ich merke, wie ich jeden Absatz immer wieder von vorne lese, ohne dass die Wörter mich erreichen.

Nach diesem gefühlt längsten Arbeitstag meines Lebens ist es fast schon Zeit, zu gehen. Da sinkt meine Laune, als ich merke, dass ich in fünfzehn Minuten mit meinem Bruder am Fluss zum Joggen verabredet bin, aber meine Sportklamotten vergessen habe ... Sh*t.

Puh, welch ein Tag. Kommt dir das bekannt vor? Kate könnte jede und jeder von uns sein.

Exekutive Dysfunktion

Vielleicht findest du dich in einigen Momenten von Kates Geschichte wieder, vielleicht auch in allen. Zum Glück sind die meisten Tage nicht ganz so schlimm, aber an Tagen, an denen alles schief geht, fühlen wir uns wie Versager. Häufig sind bei ADHS die Exekutivfunktionen beeinträchtigt – die mentalen Prozesse, die uns bei der Planung, Priorisierung, Organisation, Aufmerksamkeitssteuerung und effizienten Erledigung von Aufgaben unterstützen. **Schwierigkeiten in diesem Bereich bezeichnet man als „exekutive Dysfunktion".**

Wir wissen, dass wir entspannter und besser organisiert leben wollen, aber aufgrund der vielen exekutiven Dysfunktionen wissen wir nicht, wo wir anfangen sollen.

Vermutlich hat man dir schon geraten, einen Timer zu stellen und Routinen zu entwickeln, doch deine Bemühungen halten, so wie bei mir, nicht lange an. Wir kehren schnell zu alten Mustern zurück, was die Abwärtsspirale von Selbstzweifel und Scham weiter befeuert. Das Geheimnis einer echten Veränderung liegt darin, die **<u>grundlegenden Ursachen</u>** für die meisten exekutiven Dysfunktionen aufzudecken und diese gezielt anzugehen.

„Emotionale Dysregulation" beschreibt einen Zustand, in dem uns der Umgang mit unseren Gefühlen schwerfällt (mehr dazu siehe Seite 47–49). Forschungen der beiden letzten Jahrzehnte sehen zwischen einer exekutiven Dysfunktion und einer emotionalen Dysregulation einen deutlichen Zusammenhang. Sie beeinflussen sich gegenseitig.

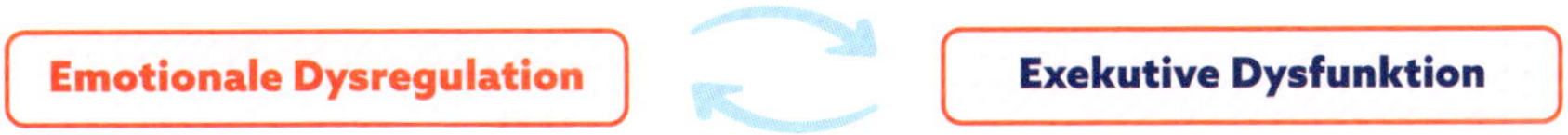

Dieses Wissen ist enorm wichtig, weil es erklärt, warum Menschen mit ADHS unter chronischer exekutiver Dysfunktion leiden. In der Geschichte auf der linken Seite könnte man Kate schnell als vergesslich, desorganisiert und chaotisch abstempeln. Kates exekutive Dysfunktion hatte jedoch bereits begonnen, bevor sie überhaupt aus dem Bett kam. Auslöser war ihre Zurückweisungsempfindlichkeit, also ihre Angst vor Ablehnung aufgrund der an eine Freundin gesendeten Textnachricht. Kates Grübelei setzte eine Kettenreaktion in Gang, die ihren gesamten Tag in Mitleidenschaft zog.

Deshalb spielt die emotionale Regulation in einem ADHS-Buch, in dem es um Produktivität und Fokus geht, so eine entscheidende Rolle. **Im Erkennen unserer eigenen emotionalen Dysregulation steckt eine enorme Kraft,** denn dadurch können wir starke Nervenbahnen knüpfen, die unsere alten ausradieren. Das ist kein leichter Prozess. Glaube mir, ich weiß, wie unmöglich sich der Versuch anfühlt, eine in Gang gesetzte Spirale aufzuhalten. Doch die Tools und Strategien in diesem Kapitel (die ich selbst und mit anderen getestet habe) zeigen uns eine weitere Option auf: den Ausstieg aus der Dysregulationsspirale. Das wird uns nicht jedes Mal gelingen – aber die gute Nachricht ist, dass die Übung unsere Nervenbahnen stärkt. Und ADHS hält viele Gelegenheiten zum Üben für uns bereit!

Es gibt keine Blitzlösung. Dies ist eine Reise, auf der du bestehende Überzeugungen hinterfragen, neue emotionale Gewohnheiten entwickeln und Geduld mit dir selbst haben musst. Bist du bereit, diesem Prozess zu vertrauen? Was hast du zu verlieren?

Emotionale Achterbahn

Mit ADHS zu leben, fühlt sich manchmal wie eine Achterbahnfahrt an, bei der jede Minute anders verläuft. Forschende sehen eine klare Verbindung zwischen unserem Erleben von Emotionen (intensiver und impulsiver) und der Reaktion unseres Nervensystems. Oftmals fragen sich die Leute: „Was macht Menschen mit ADHS eigentlich emotionaler? Sind nicht alle Menschen emotionale Wesen?" Gute Frage. Doch die emotionalen Erfahrungen jedes einzelnen sind subjektiv und daher können wir nur schwer wissen, was „normal" sein soll. Am besten konzentriert man sich darauf, was für einen selbst normal ist.

Ich dachte immer, jeder Mensch würde innerhalb einer Stunde vierzehn verschiedene Gefühlszustände durchleben. Mein neurotypischer Ehemann sagt mir aber, er selbst wüsste nicht, wie sich das anfühlt. Hat mein Mann Gefühle? Selbstverständlich. Doch sind sie so häufig, intensiv und überwältigend wie meine? Nein. Diese Intensität und scheinbare Kurzlebigkeit der Gefühle kann ein durchschnittlich neurotypischer Mensch nur schwer nachvollziehen. In einem Moment bin ich überglücklich und eine Minute später fix und fertig ... nur weil jemand zu lange braucht, um meine Mail zu beantworten. Meine emotionale Sensibilität kann jedoch auch eine Stärke sein. Sie verleiht mir Empathie und die Fähigkeit (und Sehnsucht), mich in andere hineinzuversetzen und gleichzeitig widersprüchliche Ideen zu haben.

Ist unser Nervensystem reguliert, können wir unsere ADHS-Stärken entfalten. Im dysregulierten Zustand hingegen zeigen wir völlig andere Symptome. Die folgenden Beispiele zeigen die Unterschiede zwischen regulierten und dysregulierten Merkmalen:

Regulierte ADHS	Dysregulierte ADHS
Divergentes Denken, „outside the box"	Entscheidungslähmung + Überforderung
Großes Verlangen nach Autonomie	Schwierigkeiten bei Teamarbeit
Unbezähmbare Neugier auf Neues	Überengagiertheit + Ausgebranntsein
Empathisches + sensibles Zuhören	Überforderung durch Menschen + Unerreichbarkeit
Ausgeprägter Sinn für soziale Gerechtigkeit	Fanatismus, Intensität, Übereifer
Im Großen + visionär denken	Schwierigkeiten beim Organisieren + Umsetzen von Ideen
Wärme + Charisma in Beziehungen	Zurückweisungsempfindlichkeit + Oversharing
Spontaneität + Abenteuerlust	Rücksichtslosigkeit + Impulsivität
Extreme Fokussierung + Produktivität	Prokrastination + Unaufmerksamkeit
Direktheit + Ehrlichkeit	Taktlosigkeit + Unfreundlichkeit
Innovationsfähigkeit + Kreativität	Umgehung von Regeln + Anweisungen

Deine Gedanken

Denke zurück an Zeiten, in denen du Oversharing, Prokrastination, Entscheidungslähmung oder Zurückweisungsängste erlebt hast. Haben dich eventuell emotionale oder körperliche Trigger dysreguliert? Kannst du es zurückverfolgen und ein Muster erkennen?

Wir neigen dazu, je nach Umgebung und Lebensphase bestimmte Dysregulationsmuster zu durchlaufen. Sieh dir die Liste der **dysregulierten** ADHS-Symptome auf der vorherigen Seite an. Welche dieser Symptome hast du selbst erst kürzlich verspürt?

Auf einer Skala von 1–10 (10 ist der höchste Wert): Wie sehr glaubst du, deine Trigger zu verstehen und wahrnehmen zu können, wenn du in die Dysregulation gerätst?

1 2 3 4 5 6 7 8 9 10

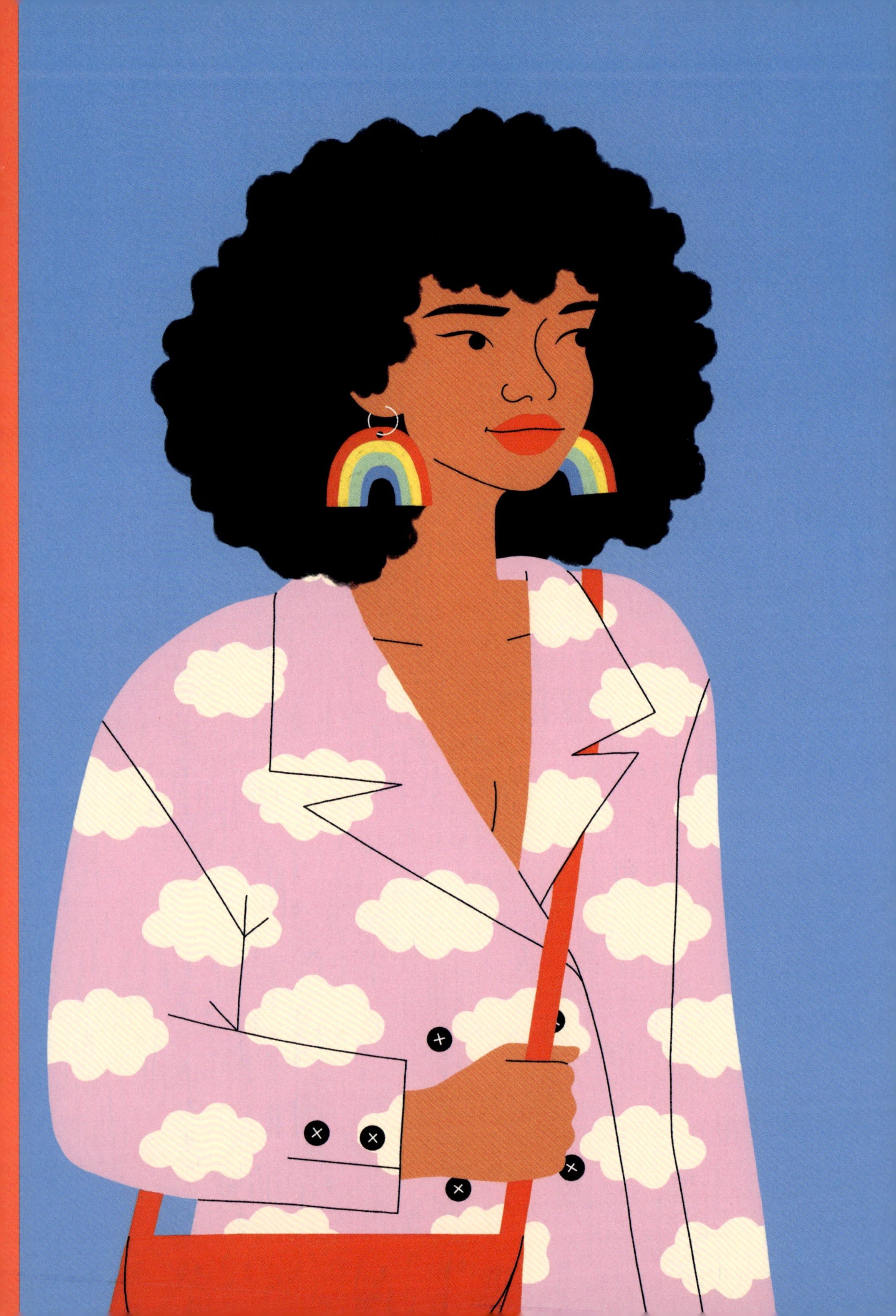

Emotionale Regulation

Die eigenen Emotionen zu regulieren, spielt eine Schlüsselrolle bei ADHS. Studien haben die emotionale Dysregulation als „Hauptfaktor für die Beeinträchtigungen" erkannt und gehen davon aus, dass die emotionale Regulation neurodivergenten Menschen mehr Schwierigkeiten bereitet als neurotypischen Menschen.

Mit emotionaler Regulation ist die Fähigkeit gemeint, eigene Gefühlslagen bewusst wahrzunehmen und die Gedanken und Reaktionen auf Ereignisse wirksam zu steuern. Menschen mit guter emotionaler Regulation können auf Stress, Herausforderungen und vielerlei soziale Interaktionen angemessen reagieren, wohingegen ADHS-Betroffene häufig unmittelbare Gefühlsreaktionen erleben. Betrachten wir dazu die folgenden vier emotionalen Schritte, die uns den Ablauf der Emotionsregulation in Zeitlupe zeigen.

Vier Stadien der emotionalen Regulation (oder Dysregulation)

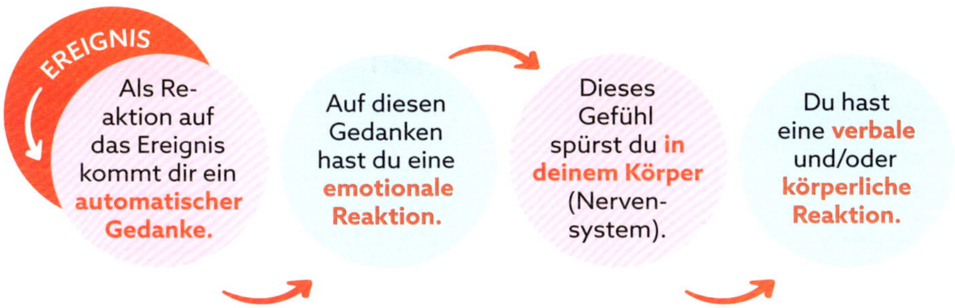

Ein Beispiel für Emotionen in Zeitlupe

Dieses Modell wollen wir nun anwenden und untersuchen, wie sich die emotionale Regulation auf unser Handeln auswirkt. **Stell dir vor, ein Verwandter kommt unerwartet bei dir vorbei und du hast nichts zu essen im Haus. Zerlegen wir diese Situation in die vier Stadien der emotionalen Dysregulation …**

1. Was ist dein unmittelbarer, automatischer Gedanke?
Ich war für Einkäufe diese Woche zu unorganisiert, jetzt stehe ich blöd da.

2. Welche Emotionen löst dieser Gedanke bei dir aus?
Ich versage mal wieder komplett. Das ist wegen meiner ADHS.

3. Wie fühlst du dich in deinem Körper?
Ich bin gestresst, ängstlich, nervös, mir ist unwohl.

4. Wie sieht deine Reaktion darauf aus?
Ich entschuldige mich unangenehm oft, bin nervös und durcheinander.

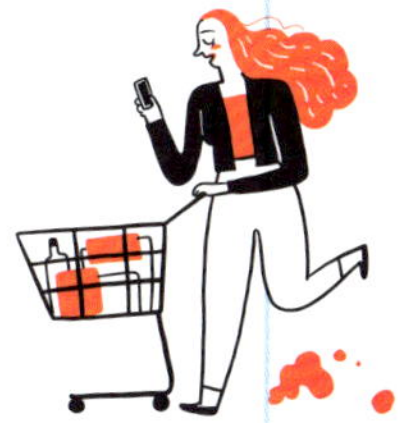

Interessant, oder? Ein paar Seiten später werden wir auf diese Fragen zurückkommen.

Kreislauf der Dysregulation

Diese vier emotionalen Grundstadien durchlaufen wir tausendfach jeden Tag, bei jeder winzigen Entscheidung. Für uns ADHS-ler, die wir intensiv (und fast pausenlos) Emotionen haben, ist das anstrengend. Unser Gehirn feuert blitzschnelle Gedanken ab, die sich so rasch in uns anhäufen, dass wir sie nicht verarbeiten können. Emotional reguliert zu sein, würde uns helfen, aber wir werden regelrecht überflutet und wissen nicht, was wir tun können, um unsere gedanklichen Prozesse zu verändern oder zu verlangsamen. In diesem Abschnitt vermittle ich dir ein paar Gedankenübungen, um dir selbst mehr Zeit und Raum zu verschaffen.

Eine Dysregulation löst die nächste aus – es ist ein Kreislauf. Sind wir im ersten Stadium bereits dysreguliert (siehe vorherige Seite – unser Gedanke zu einem Ereignis), dann kommen uns mehr stressauslösende Gedanken (siehe Sympathikus – vgl. Seite 51). Das kann uns zu impulsiven Entscheidungen verleiten, die uns nicht guttun.

Hier ein paar Beispiele ...

- Nach sechs Stunden ununterbrochener Hyperfokussierung verlassen wir unser Zimmer. Minuten zuvor haben wir den Hunger noch komplett ausgeblendet, aber jetzt verhungern wir fast. Wir sind schon im dysregulierten Zustand, haben intensive Emotionen und können daher, wenn wir Stadium zwei erreichen, kaum rationale Gedanken fassen. Wir öffnen den Kühlschrank und denken: „Mist, es gibt nichts" und „Essen machen dauert zu lang." Nun sind wir nicht mehr hungrig, sondern wütend, was unseren Körper in Stress versetzt, also greifen wir zur großen Tüte Chips (die noch dazu unsere sensorischen Bedürfnisse stillt), anstatt uns einen gesünderen Snack zuzubereiten.

- Satt sind wir jetzt, aber aller Voraussicht nach schnell wieder dysreguliert, da es keine richtige Mahlzeit war (und wir zudem vergessen haben, Wasser zu trinken). Wir wollen zu Bett gehen, aber da springt uns eine neue Netflix-Serie ins Auge. Nur mal kurz reinschauen ... Am Ende glotzen wir eine Folge nach der anderen, bis unser Kopf um drei Uhr morgens ins Kissen sinkt – zu müde zum Zähneputzen oder Abschminken, und ans Weckerstellen haben wir auch nicht gedacht. Wir wachen zu spät auf, sind übermüdet, starten deshalb dysreguliert in den Tag ... und der Kreislauf setzt sich fort.

Deine Gedanken

Beschreibe eine Situation, in der du regelmäßig in die exekutive Dysfunktion gerätst. Erkennst du, ob deine exekutive Dysfunktion an emotionale Dysregulation geknüpft ist?

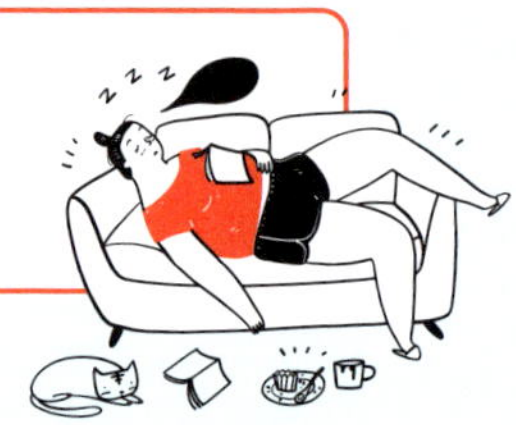

Gründe für unsere Dysregulation

Wir Menschen mit ADHS geraten in emotionale Dysregulation, wenn uns ein einzelnes Ding (oder die Häufung subtiler Dinge) triggert. Plötzlich sind wir nicht mehr in der Lage, unsere Emotionen zu regulieren, Wutausbrüche zu unterdrücken oder logisch zu denken.

Aufgrund unserer höheren Sensibilität (im Vergleich zu neurotypischen Menschen) geraten wir Neurodivergenten in den Zustand sensorischer Überlastung und sind deshalb schneller und öfter dysreguliert. Laute Geräusche, grelle Lichter, körperliche Empfindungen (Frieren, Hunger, Überreizung) und emotionale Trigger wie Zurückweisung, Langeweile oder Konflikte können uns überfordern.

Intensive Emotionen und sensorische Überlastungen sind schmerzhaft. Werden wir davon „überflutet", fehlen uns Werkzeuge zur Bewältigung und emotionalen Regulation. In diesen Momenten ist unser Nervensystem im Kampf-oder-Flucht-Modus ... Wir könnten entweder vor den anderen Leuten wütend explodieren – oder wir könnten implodieren, was sich in einem sogenannten „Shutdown" oder in einer Panikattacke äußern würde.

Nach meiner Beobachtung befinden sich ADHS-ler bisweilen dauerhaft im chronischen Kampf-oder-Fluchtmodus – an der Oberfläche wirken sie gefasst, doch darunter brodeln Emotionen. Dieser verstecktere Dysregulationszustand hält uns im unbewussten Kreislauf von maladaptivem Verhalten und Selbstsabotage gefangen. Was ist maladaptives Verhalten?

Maladaptives Verhalten	Es erleichtert die Lage kurzfristig und erschwert sie langfristig.
Wir verhalten uns maladaptiv (ungesund), wenn wir emotional dysreguliert sind.	

Adaptives Verhalten	Es erleichtert die Lage kurzfristig und langfristig.
Wir verhalten uns adaptiv (gesund), wenn wir emotional reguliert sind.	

Emotionale Dysregulation als unbewusstes Muster

Emotionale Regulationsstrategien erlernen wir meist in der Kindheit, indem wir Verhaltensmuster unserer Eltern, Bezugspersonen und anderer uns nahestehender Menschen beobachten. Mit der Zeit werden diese erlernten emotionalen Muster Teil unserer unterbewussten Reaktionen – wie ein Autopilot, der unseren Umgang mit Emotionen im Leben steuert.

Adaptive Strategien sind für ADHS-ler vermutlich weniger intuitiv, da sie die Fähigkeit erfordern, in die fernere Zukunft zu blicken und einzuschätzen, ob eine Reaktion das Leben langfristig erleichtert oder erschwert. Da wir ADHS-ler uns mit „Zeitblindheit" und Impulsivität herumschlagen, halten wir vor dem Reagieren auf eine Situation nicht so oft inne und sehen negative Folgen in der Zukunft nicht voraus. Zudem wählen wir eher maladaptive Strategien, wenn wir (emotional, sozial oder körperlich) unsicher sind und unser Gehirn in Alarmbereitschaft ist. Nun wollen wir mehr über die Anatomie dieses Gehirnwarnsystems erfahren.

Zu verstehen, wie sich die emotionale Dysregulation auf unsere exekutiven Funktionen und unsere Produktivität auswirkt, ist transformierend.

Das Warnsystem des Gehirns

Die Amygdala

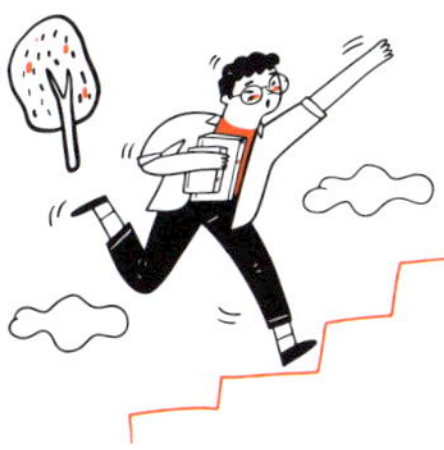

Stell dir vor, dir würde plötzlich Gefahr drohen, z. B. durch ein heranrasendes Auto. Diese Info wird von deinen Augen und/oder Ohren schnell zu einer winzigen Hirnregion namens Amygdala übermittelt, die wie deine Leibwächterin stets auf der Hut ist. Sie prüft die Lage und sendet bei Gefahr ein Alarmsignal an den Hypothalamus. Die Amygdala warnt uns nicht nur vor körperlichen, sondern auch vor psychologischen, emotionalen und sozialen Gefahren.

Der Hypothalamus

Der Hypothalamus ist das Kommandozentrum unseres Gehirns. Er orchestriert die Kommunikation mit dem Rest unseres Körpers über das autonome Nervensystem (auch vegetatives Nervensystem genannt). Dieses ist wiederum verantwortlich für unsere automatischen Körperfunktionen wie Atmung, Blutdruckregulierung, Modulation der Herzfrequenz und die Erweiterung oder Verengung von Blutgefäßen und Bronchien.

Das sympathische Nervensystem

Das autonome bzw. vegetative Nervensystem gliedert sich in zwei Teile – das sympathische System (Sympathikus) und das parasympathische System (Parasympathikus). Wenn die Amygdala Alarm schlägt, schaltet sich das sympathische Nervensystem ein (Kampf-, Flucht- oder Erstarren-Modus). Es befiehlt deinen Nebennieren, Epinephrin (Adrenalin) und Cortisol in den Blutkreislauf auszuschütten. Dein Herz beginnt zu rasen, Blut strömt zu den lebenswichtigen Organen, dein Puls schießt in die Höhe, der Blutdruck steigt und du atmest wie bei einem Sprint. Der Körper verwendet seine Energiereserven auf die Abwehr einer Lebensgefahr oder die Flucht vor einem Feind. Zudem bewirkt Epinephrin im Körper, für diesen zusätzlichen Energieschub gespeicherte Zucker und Fette ins Blut auszuschütten. All dies geschieht in Sekundenschnelle, oft bevor dein rationales Gehirn etwas bemerkt, weshalb du in der Lage bist, einer Gefahr wie dem herannahenden Auto instinktiv zu entkommen.

Das parasympathische Nervensystem

In diesem Stresszustand kannst du nicht ewig verweilen. Daher ist es die Aufgabe deines Parasympathikus, sobald die Gefahr vorüber ist, die Bremse zu ziehen und deinen Körper wieder in den Entspannungszustand zu befördern. Im Kapitel „Hallo Nervensystem" findest du Übungen, die dir dabei helfen werden.

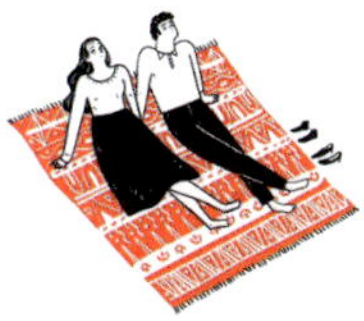

ADHS-ler können im chronischen Stresszustand feststecken

Die Amygdala schätzt in unserer modernen Welt möglicherweise viele Dinge als „gefährlich" für uns ein – diese E-Mail deines Chefs etwa, oder einen Social-Media-Post, der bei dir Zurückweisungsängste auslöst. Dein Nervensystem versucht, dich nur vor möglichen Gefahren zu warnen, es ist jedoch sehr sensibel und wird daher hyperwachsam. Erfahrungsberichte und Forschungsstudien zeigen, dass ADHS-Betroffene in ihrem Leben eindeutig stärker unter Stressoren leiden, die unser Nervensystem belasten und eine ganze Reihe gesundheitlicher Beschwerden auslösen können.

Emotionen als Gewohnheiten

Einer meiner größten „Aha-Momente" war, als ich erkannte, dass fast alle meine emotionalen Reaktionen gewohnt, automatisch und unbewusst ablaufen. Emotionen sind energetische Botschaften, die durch unsere Nervenbahnen schießen – also im wörtlichen Sinne „Energie in Bewegung" (E-Motion). Unsere Wahrnehmung von Reizen (inneren oder äußeren, subtilen oder offensichtlichen) aus unserer Umgebung löst in unserem Nervensystem eine Kaskade chemischer Botschaften aus – diese sind unsere Gefühle.

Neuronale Autobahnen

Nervenbahnen sind aus Neuronen gebildete Schaltkreise im Gehirn zur Übermittlung und Verarbeitung von Informationen. Wenn wir etwas wiederholt denken oder tun, werden diese Nervenbahnen zu „Autobahnen" und die Prozesse laufen schneller und automatischer ab. Jeder Tag hält unzählige Erfahrungen bereit – Dinge, die wir schon tausendfach getan und gesehen haben, aber auch unvorhersehbare, neue Reize. Sicherheit und Geborgenheit sind unsere elementarsten Bedürfnisse und daher sucht unser Gehirn zuerst nach Vorhersehbarem. Es strebt nach Effizienz – und letztendlich nach dem Überleben. Es knüpft Assoziationen, antizipiert emotionale Reaktionen, selektiert vertraute Gedanken und baut auf diese Weise mentale Abkürzungen für die Entscheidungsfindung. Dadurch spart es mentale Energie, die es für den Umgang mit neuen und ungewohnten Herausforderungen benötigt.

Automatische, gewohnte Emotionen gießen Öl ins Feuer

Das Antizipieren von Emotionen und Bedürfnissen lässt Gehirn und Körper zwar besser funktionieren, verleitet uns aber zu automatischen emotionalen Gewohnheiten, die ungesund sind. **Für uns ADHS-ler bedeutet das, auf Basis blitzschneller Schlussfolgerungen innerhalb von Sekunden vom regulierten in den dysregulierten Zustand zu wechseln.**

Beispiel für Zurückweisungsempfindlichkeit

Trigger

Du lädst deinen Freund/deine Freundin auf einen Kaffee ein, aber er/sie antwortet nicht.

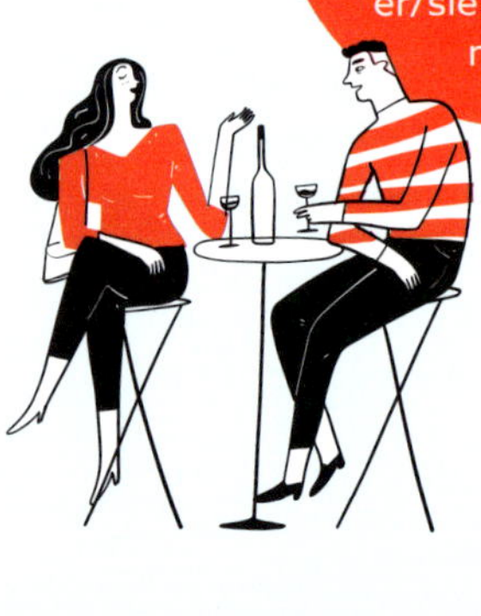

Deine gewohnte emotionale Reaktion

Du bist zurückweisungsempfindlich. Ohne dir bewusst zu sein, löst dein Nervensystem eine Sympathikus-Reaktion aus (Kampf, Flucht, Erstarren). Dein Gehirn reagiert auf den Alarm und sendet einen wirkungsstarken, automatisch gewählten „Zurückweisungs"-Gedanken: „Man ghostet mich, weil ich nerve." Die Botschaft ist negativ, doch die neuronale Autobahn ist viel befahren und das Gehirn liebt Vorhersehbarkeit. Wenn du diesen Gedanken nicht in Frage stellst und keine andere mögliche Erklärung suchst, schlitterst du tief in die Zurückweisungsangst und bist dysreguliert. Du denkst nicht mehr logisch, reagierst über und schickst eine Nachricht, die Konflikte auslösen kann.

Mehr über die Zurückweisungsempfindlichkeit auf Seite 63.

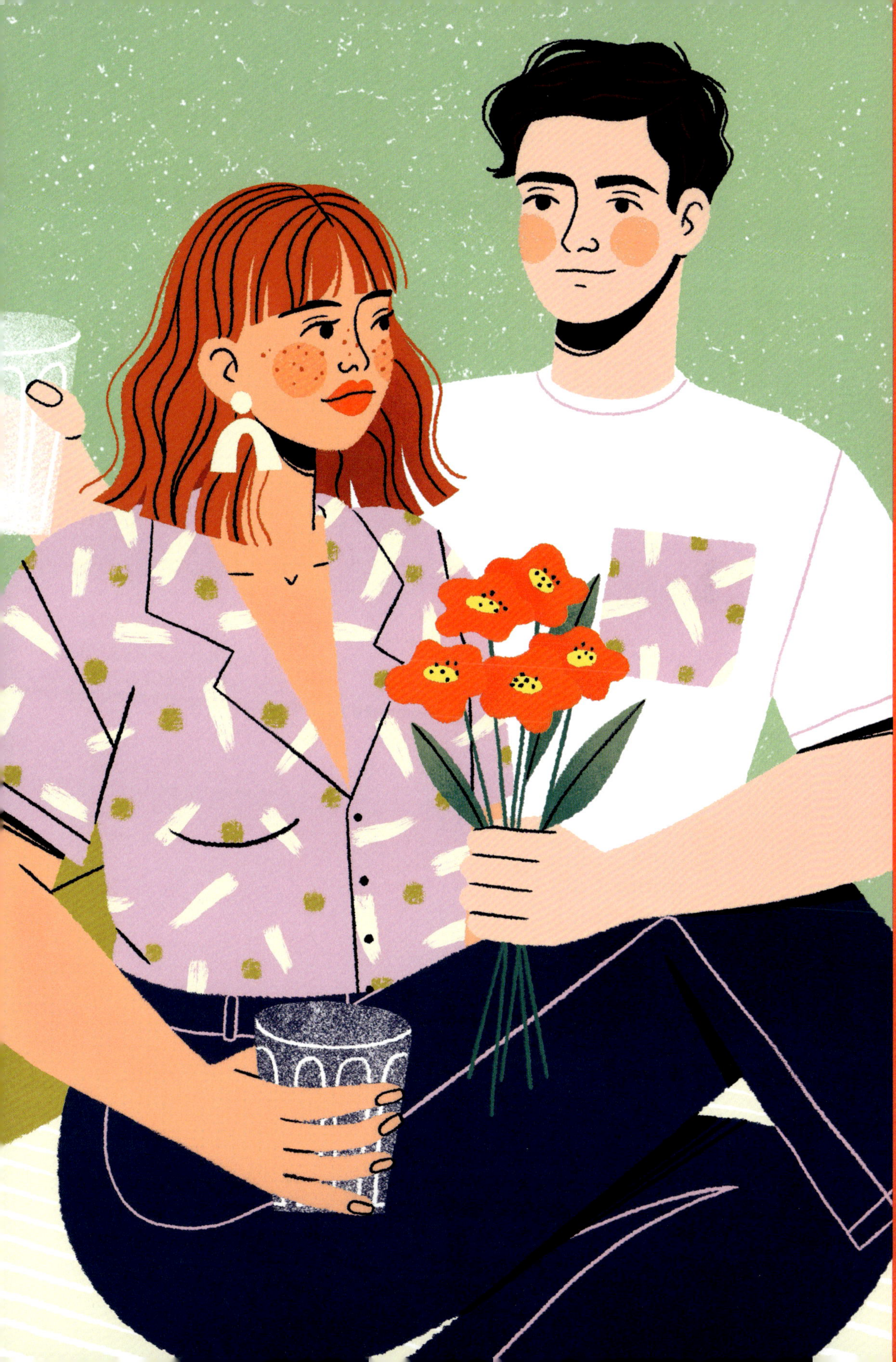

Gewohnheits-Highways

Um nicht weiterhin automatisch in die Zurückweisungsempfindlichkeit (oder andere nutzlose emotionale Verhaltensweisen) zu schlittern, müssen wir die Beziehung zwischen Gewohnheiten und neuronalen Autobahnen verstehen – ich bezeichne sie gerne als „Gewohnheits-Highways". Verhalten und Gewohnheiten entstehen durch eine wiederholte Nervenaktivität – gemeinsam agierende Neuronen verkabeln sich („neurons that fire together, wire together"). Es ist ein komplexer Prozess, den ich gerne so darstelle:

Der Weg des Erlernens neuer Gewohnheiten kann holprig sein, da wir unserem Gehirn dabei schwere Straßenarbeiten zumuten. Der Anfang ist chaotisch.

Alle unsere Gewohnheiten sind neuronale Bahnen, die viel befahren sind und so glatt wie Highways wurden. Aus diesem Grund laufen sie automatischer ab.

Um eine Gewohnheit zu ändern, darf unser Weg nicht mehr über die Autobahn führen. Wir müssen uns im Wald durchs Gestrüpp einen Pfad schlagen und eine neue Gewohnheit bauen – eine neue Nervenbahn.

Diesen beschwerlichen Pfad müssen wir so oft nehmen, bis er glatt wie eine Autobahn ist. Der alte Gewohnheits-Highway überwuchert und wird immer schlechter zugänglich.

Aus diesem Grund tut eine neue Gewohnheit so weh (autsch, das Gestrüpp hat Stacheln!), und frühzeitiges Wiederholen ist sehr wichtig, damit der Pfad sichtbarer wird.

Was geschieht, wenn automatische Gedanken zu Algorithmen im Gehirn werden? Das wollen wir herausfinden ...

Im Kern geht es eigentlich bei ADHS um Intensität …

Intensität der Freude, Intensität der Zurückweisungsangst, Intensität des Fokus, Intensität der exekutiven Dysfunktion.

Unser Gehirn-Algorithmus

Wie wir gelernt haben, ist unser ziemlich erfinderisches Gehirn unablässig dabei, unsere regelmäßigen Verhaltensweisen und Gedankenmuster zu automatisieren. Das spart Zeit und Energie und schenkt uns Freiräume, die wir zum Lernen, Problemlösen und Kreativsein nutzen können. **Stelle dir dein Gehirn wie Google vor:** Es reagiert auf alle Reize und Ereignisse, die tagtäglich auf dich einprasseln, und erstellt hierzu Tausende Suchanfragen. Man bringt dir im Restaurant das falsche Gericht, dein Kind beginnt zu brüllen ... und blitzschnell filtert das Gehirn deine Gedanken und liefert dir das, wovon es meint, es sei dir dienlich – und zwar in Sekundenschnelle. Dieser unbewusste Algorithmus ist wirklich erstaunlich.

So wie du auf der Suche nach relevanten Infos Schlüsselbegriffe in Google eingibst, filtert dein Gehirn eine riesige Datenmenge, um deinen Fokus auf das vermeintlich Wichtige zu lenken und alles andere auszublenden. Dieses Filtersystem, das sogenannte „retikuläre Aktivierungssystem", unterstützt die Priorisierung von Dingen entsprechend unserer Interessen und Überzeugungen. Dieses Phänomen wird als Bestätigungsfehler oder Bestätigungsverzerrung (engl. Confirmation Bias) bezeichnet.

Studien zufolge beurteilt unser Gehirn automatisch, ob eine Situation ...

- neu oder vertraut ist.
- relevant oder irrelevant für unsere Ziele und unseren Fokus ist.
- kontrollierbar oder unkontrollierbar ist.
- vereinbar oder unvereinbar mit unseren Werten ist.

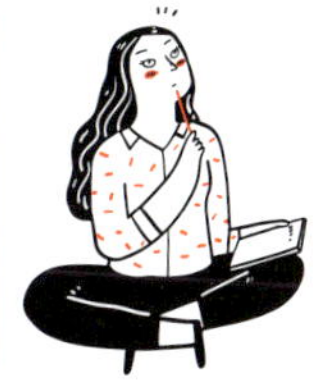

Google und unser Gehirn verfolgen dasselbe Ziel, denn beide sind feedbackgesteuert. Nervenbahnen (Algorithmen) bilden sich durch Wiederholung und Feedback. Sie wollen dir schnell Lösungen liefern, die dich besonders ansprechen und die du gerne „anklickst". **So wie Google, basierend auf deinen früheren Suchverläufen, einen Algorithmus nutzt, erstellt unser Gehirn eine Gedanken-Suchliste, die auf unseren früheren Gedanken basiert.**

Das Problem mit den Clickbait-Gedanken

Bei einer Internetsuche wählst du entweder das oberste Ergebnis oder du scrollst durch die Suchergebnisse weiter nach unten, weil du nach etwas anderem suchst. Als Reaktion auf eine Situation könnte dein Gehirn dir an oberster Stelle einen Gedanken anbieten, der folgendermaßen ist:

faktenbasiert analytisch unverifizierbar emotional aufgeladen unzuverlässig

Ich habe gelernt, dass mein oberster Gedanke oft emotional aufgeladen oder nicht verifizierbar ist (wie die Clickbaits im realen Leben) und dass ich für zuverlässigere Gedanken stets bei meinen Suchergebnissen „weiter runterscrollen" muss. Das heißt, **ich fordere mein Gehirn aktiv auf, mir andere mögliche Gedanken zu dieser Situation zu generieren und sie zu analysieren.** Wenn ich die erste, höchst emotionale Reaktion wähle, die mir in den Sinn kommt, übersehe ich im Zusammenhang mit dieser Situation eventuell alternative, für mich günstigere Gedanken und Emotionen.

Clickbaits (dt. „Klickköder") sind irreführende oder reißerische Überschriften im Internet, um möglichst viele Klicks zu bekommen.

Clickbait-Gedanken ködern uns

Für ADHS-ler ist es sehr verlockend, sich auf die Emotionen zu stürzen und auf den ersten Clickbait-Gedanken zu klicken, den unser Hirn für uns generiert. Der erste Schritt, wie wir unsere Emotionen regulieren lernen, ist der Aufbau von Selbstwahrnehmung.

Nun wollen wir das Identifizieren solcher Clickbait-Gedanken üben – dieser brisanten Gedanken, die so oft Zurückweisungsängste in uns auslösen und bei unseren Gehirnsuchergebnissen an oberster Stelle landen. **Hierzu fordern wir unser Gehirn aktiv auf, mehr erwägenswerte Optionen für uns zu produzieren. Hier ein Beispielszenario:**

Szenario – **Deine neue Freundin sagt dir in letzter Minute ab.**

Gedanke – **✳ Sie kann mich nicht leiden. Sie ghostet mich definitiv.** ← Zurückweisungsangst? Clickbait-Warnung!

Vermeide Clickbaits. **Fordere dein Gehirn auf, dir andere Gedanken zu liefern.**

BEISPIEL 1

Deine neue Freundin sagt dir in letzter Minute ab.

✳ Sie kann mich nicht leiden. Sie ghostet mich definitiv.

Sie hat etwas Aufregenderes vor. Mit mir macht es eben keinen Spaß.
Vielleicht ist sie krank.
Vielleicht hat sie wirklich Stress und braucht nur etwas Zeit für sich.
Vielleicht musste sie ihrer Familie helfen.
Vielleicht hat sie keine Lust, mir etwas vorzuspielen, wenn sie genervt ist.

Hier ein weiteres Szenario:

BEISPIEL 2

Du bist echt gut im Bewerbungsgespräch, bekommst den Job aber nicht.

✳ Sie fanden mich schrecklich. Ich habe so einen schlechten Eindruck hinterlassen. Ich bin einfach blöd.

Ich dachte, ich hätte einen guten Eindruck gemacht, darum bin ich jetzt wirklich enttäuscht.
Vielleicht hat irgendein Vorgesetzter die Entscheidung getroffen.
Vielleicht haben sie die Stelle intern besetzt.
Vielleicht stellten sie jemanden ein, der ein niedrigeres Gehalt okay fand.
Vielleicht nahmen sie jemanden, der bei den Arbeitszeiten flexibler war.

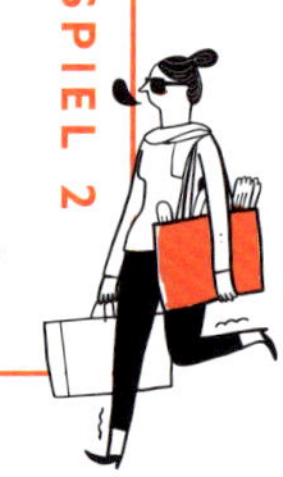

Okay, jetzt darfst du deine eigenen Szenarien entwerfen:

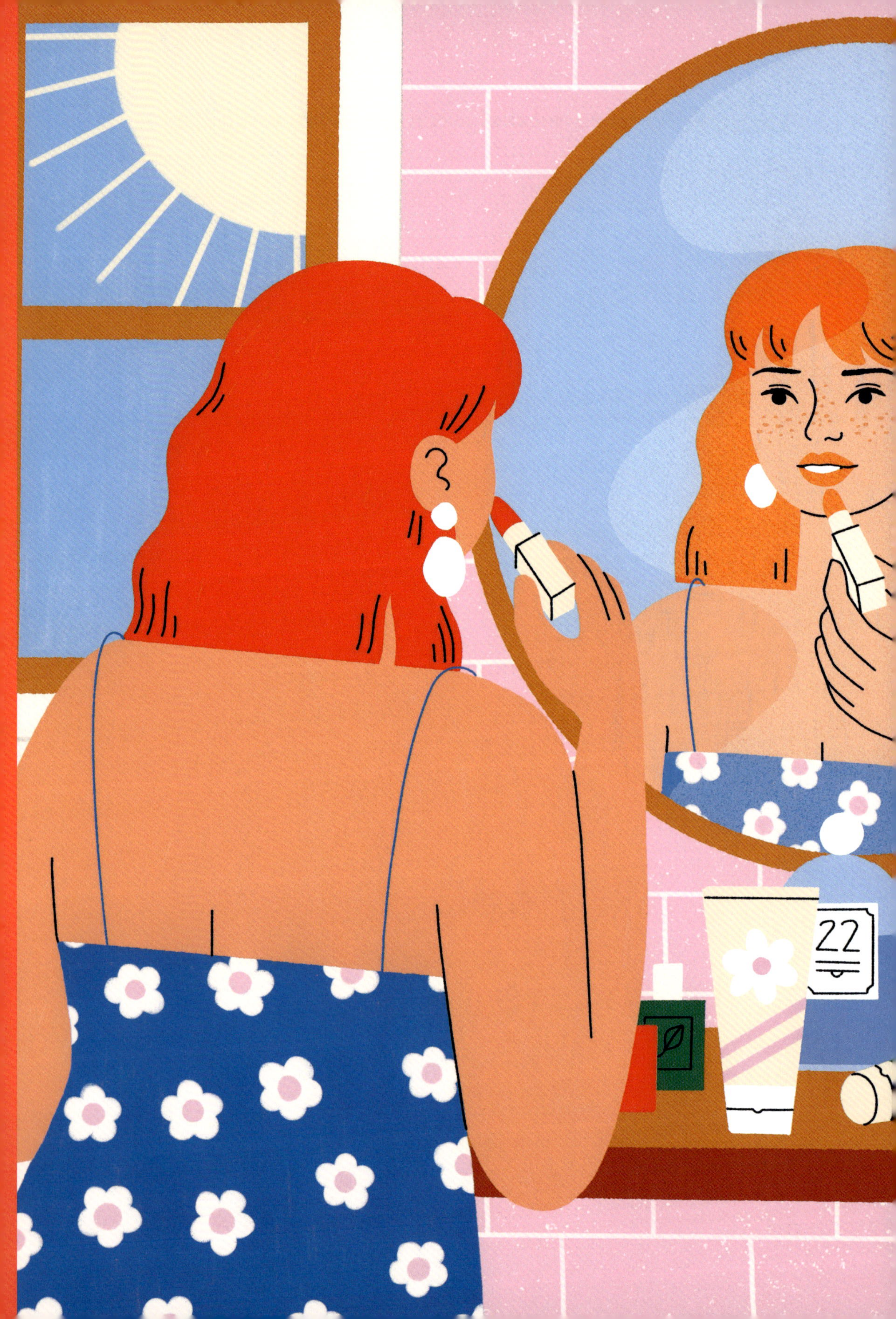
22

Wir sehen die Dinge nicht so, wie sie sind, wir sehen sie so, wie <u>wir</u> sind.

Anaïs Nin

Vom Schlimmsten ausgehen

ADHS-ler tendieren dazu, nach der ersten, negativsten Interpretation einer Situation zu greifen und daran festzuhalten. Oft sagen Partner, Freunde oder Kollegen zu uns Dinge wie:

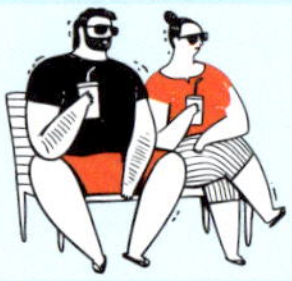

- Lege mir keine Worte in den Mund.
- So habe ich das nicht gemeint.
- Wie um alles in der Welt kommst du auf diese Idee?

Warum hat unser Gehirn gelernt, zuerst die schlechteste Option zu wählen und sich an dieser festzuklammern? Jeder Gedanke, den wir immer und immer wiederholen, wird irgendwann zu einer Nervenbahn. Damit wir unsere Emotionen besser regulieren können, müssen wir nicht nur verstehen, was wir denken, sondern auch, wo die Ursprünge dieser negativen Gedankenmuster liegen.

Woher kommen unsere negativen Annahmen?

Überaktive Amygdala

Negative Erfahrungen, Mobbing und kritische Bemerkungen von Eltern, Gleichaltrigen, Bezugspersonen und Lehrern haben sich als Trigger in unserem Nervensystem eingeprägt. Heute schlägt die Amygdala (unsere resolute kleine Leibwächterin) Alarm, sobald etwas passiert, sei die Situation real oder eingebildet. Aufgrund unserer früheren Verletzungen beschützt sie uns übermäßig. Die IFS-Therapie (IFS = Internal Family Systems) hilft uns, dem beschützenden Anteil in uns liebevoll zu begegnen und ihm Schmerz und Scham zu nehmen. Oft muss dieser Anteil nur verstehen, dass du kein Kind mehr bist und für dich selbst sorgen kannst. Dann fühlt sich dein beschützender Anteil sicher, hält sich zurück und lässt dich Dinge selbst klären, ohne von Angst gelähmt zu sein.

Geringer Selbstwert

Unser geringes Selbstwertgefühl geht eventuell auf Feindseligkeiten oder Versagensängste aus der Kindheit zurück, weil wir den neurotypischen Normen nicht entsprachen (mehr dazu auf Seite 32).

In Kombination mit Impulsivität wird das zu einem brisanten Cocktail!

Alles-oder-Nichts-Denken

ADHS-ler neigen zu starren gedanklichen Extremen, was häufig als „Von null auf hundert" oder „Alles oder nichts" beschrieben wird. Grund hierfür ist unser Hang zum Perfektionismus, sowohl emotional als auch im Verhalten, d. h. wir glauben, die Dinge müssten perfekt sein und exakt so ablaufen, wie wir sie für richtig halten. Wenn wir ein Ziel nicht perfekt erreicht haben, so die Perfektionismus-Expertin Katherine Morgan Schafler, betrachten wir das komplette Projekt als gescheitert. Dasselbe gilt auch für Erfahrungen, Gespräche und Beziehungen.

Die Angst vor Zurückweisung (RSD)

Der Begriff Zurückweisungsangst (engl. Rejection Sensitive Dysphoria, RSD), auch Zurückweisungsempfindlichkeit genannt, wird in der neurodivergenten Community verwendet. Gemeint ist die intensive Angst davor, im sozialen Umfeld, in familiären Beziehungen, am Arbeitsplatz und in anderen Kontexten abgelehnt oder kritisiert zu werden. Die Zurückweisungsangst wirkt wie eine hyperempfindliche emotionale Antenne, die unaufhörlich nach Zeichen der Ablehnung oder Kritik sucht. Selbst eine harmlose Bemerkung kann sich wie ein harter Schlag anfühlen, den wir körperlich spüren, oft noch tagelang. Viele Betroffene sagen, dass sie dieses ADHS-Symptom als das Schlimmste empfinden.

Zurückweisungsempfindlichkeit kann sich so äußern:

- Auf Kritik oder Ablehnung mit Wut oder intensiven Emotionen reagieren
- Gelegenheiten nicht ergreifen, um bloß nicht zu scheitern
- Anstehende Gespräche immer wieder gedanklich durchspielen
- Übertrieben selbstkritisch sein
- Bei der kleinsten Kränkung in Tränen ausbrechen
- Sich zu oft entschuldigen und anderen gefallen wollen
- Nach Gesprächen oder Partys übermäßig grübeln oder Dinge gedanklich „wiederkäuen".

Zurückweisungsängste und Clickbait-Gedanken

Wann immer es um Zurückweisungsängste geht, erleben wir die „Clickbait-Version" eines Gedankens, d. h. wir werden regelrecht von ihm geködert. Nach meiner Theorie ist unser Retikuläres Aktivierungssystem (RAS) deshalb so extrem auf Zurückweisung ausgerichtet, weil ADHS-ler die Welt emotionaler, sensibler und intensiver wahrnehmen als neurotypische Menschen. Neurodivergente Menschen haben eher Mobbing, Ausgrenzung aus sozialen Gruppen oder Ghosting erlebt. Aufgrund dieser schmerzhaften Erfahrungen will unsere Amygdala (die mit Kampf, Flucht oder Erstarren reagiert) uns beschützen und sie übersteuert, sobald Signale einer drohenden Ablehnung von unserem RAS empfangen werden.

Solche negative Gedanken seitens der Amygdala sind die erwähnten Clickbait-Gedanken (die uns in der Regel nicht guttun). In der nächsten Übung zeige ich dir, wie du solche Clickbait-Gedanken vermeiden kannst.

Clickbait-Gedanken vermeiden

Dein Gedanke = Emotionen = Handlungen. Wenn es dir gelingt, dich dem Worst-Case-Szenario (dem Clickbait) entgegenzustellen und einen alternativen Gedanken an dessen Stelle zu setzen, kannst du den Kreislauf der Dysregulation durchbrechen. Am Beispiel des Bewerbungsgesprächs (siehe Seite 58) zeige ich dir, wie das geht.

Zurück-weisungsangst? Clickbait-Warnung!

Du bist echt gut im Bewerbungsgespräch, bekommst den Job aber nicht.

✳ **Sie fanden mich schrecklich. Ich habe einen derart schlechten Eindruck hinterlassen. Ich bin einfach blöd.**

Ich dachte, ich hätte einen guten Eindruck gemacht, darum bin ich jetzt wirklich enttäuscht.
Vielleicht hat irgendein Vorgesetzter die Entscheidung getroffen.
Vielleicht haben sie die Stelle intern besetzt.
Vielleicht stellten sie jemanden ein, der ein niedrigeres Gehalt okay fand.
Vielleicht nahmen sie jemanden, der bei den Arbeitszeiten flexibler war.

Versuchen wir es zuerst mit dem Clickbait-Gedanken:

1. **Was ist dein Gedanke?** ✳ Sie fanden mich schrecklich. Ich habe einen derart schlechten Eindruck hinterlassen. Ich bin einfach blöd.
2. **Welche Gefühle hast du dabei** Ich hasse mich selbst und bin deprimiert.
3. **Wie fühlst du dich körperlich dabei?** Schwer, benommen, habe Schmerzen, bin erschöpft.
4. **Welche Handlung folgt bei dir daraus?** Ich schaue tagelang Netflix und bewerbe mich nicht mehr auf andere Jobs.

Jetzt wählen wir einen anderen Gedanken weiter unten in der Liste:

1. **Was ist dein Gedanke?** Vielleicht nahmen sie jemanden, der bei den Arbeitszeiten flexibler war.
2. **Welche Gefühle hast du dabei?** Interessiert, neugierig, nachdenklich.
3. **Wie fühlst du dich körperlich dabei?** Leicht, voller Energie.
4. **Welche Handlung folgt bei dir daraus?** Ich überlege, ob ich bei den Arbeitszeiten flexibler sein könnte und dann beim nächsten Jobinterview höhere Chancen hätte. Weiter geht's mit der Jobsuche!

Erstaunlich, wie sehr sich unsere Gefühle gegenüber dem Geschehenen verändern, wenn wir dem Clickbait-Gedanken widerstehen und aktiv alternative Deutungen suchen. Das verändert unsere Handlungen ... und vielleicht unser Leben. Nun bist du an der Reihe, es anhand eines Beispiels aus deinem eigenen Leben darzustellen.

Versuchen wir es zuerst mit dem Clickbait-Gedanken:

1. Was ist dein **Gedanke**?
2. Welche **Gefühle** hast du dabei?
3. Wie fühlst du dich **körperlich** dabei?
4. Welche **Handlung** folgt bei dir daraus?

Jetzt wählen wir einen anderen Gedanken weiter unten in der Liste:

1. Was ist dein **Gedanke**?
2. Welche **Gefühle** hast du dabei?
3. Wie fühlst du dich **körperlich** dabei?
4. Welche **Handlung** folgt bei dir daraus?

“Wenn wir entschlüsseln, WARUM wir so sind, entschlüsseln wir auch, WIE wir sein können. Uns selbst zu verstehen, transformiert uns.”

Georgie

Georgies Story

SELBSTDIAGNOSE UND SELBSTAKZEPTANZ

In meiner Erinnerung begleiten mich manche Sätze ein Leben lang. Als junges Mädchen hörte ich: „Mach langsam! Kannst du nicht stillsitzen? Wow, du hast es ins Talentprogramm geschafft. Fass doch nicht dauernd alles an!" Als Teenager und junge Erwachsene war es: „Wann hast du dich das letzte Mal geduscht? Seit Stunden tust du ein und dasselbe, kannst du nicht kommen und mit der Familie zu Abend essen? In dir steckt so viel Potenzial, aber du konzentrierst dich nicht." Mitte/Ende zwanzig hieß es: „Warum machst du das denn so? Du bist wirklich seltsam! Keine Ahnung, wovon du gerade redest."

Bis eines Tages irgendjemand zu mir sagte: „Mir kommt es fast vor, als hättest du ADHS." Ich lachte, ging nach Hause und googelte vier Stunden lang. Das war der Moment, in dem alles für mich Sinn ergab. Plötzlich konnte ich den Grund für mein Anderssein erklären – warum mir manche Routineaufgaben so leicht fallen (produktive Prokrastination) und manchmal unmöglich zu bewältigen sind (exekutive Dysfunktion) ... Warum ich an einem Tag die abenteuerlichste Person aller Zeiten bin und anderntags eine erschöpfte Einsiedlerin. Warum ich meine Arbeit so ausdauernd und perfektionistisch erledige, dass ich befördert werde, aber gleichzeitig ein neues Hobby schon nach einer Woche wieder hinwerfe.

Mir ist es leichtgefallen, schnell Freundschaften zu schließen und dank meiner natürlichen Empathie und Intuition tiefe Verbindungen mit Menschen einzugehen ... Doch mein schlechtes Gedächtnis, Zeitblindheit, Überengagiertheit, Oversharing und Zurückweisungsängste haben es mir so schwer gemacht, Freundschaften aufrechtzuerhalten.

Die Erkenntnis, dass ich ADHS habe, war für mich transformativ. Bereits neun Monate nach meiner Selbstdiagnose hat sich mein Blick auf mich selbst komplett verändert. Jetzt ist es mir möglich, mich selbst zu lieben, mir mitfühlend zu begegnen, mich zu verstehen und mich bei meiner Heilung und meinem Wachsen zu unterstützen.

Mein Lebenspartner ist mein bester Freund. Er kennt mich seit vielen Jahren und betrachtet meinen Weg der Diagnose aus einer interessanten Perspektive. „Du bist mehr ADHS, als du früher warst", beobachtete er. „Deine Symptome sind offensichtlicher, seit du dazu recherchierst. Das liegt aber vermutlich daran, dass du dich jetzt wohler in deiner Haut fühlst. Du versteckst weniger. Ich denke, du bist glücklicher, und das macht mich glücklicher."

An all die Leute da draußen, die sich kleiner oder anders darstellen als diese eigentümliche Person, die sie alleine in ihren vier Wänden sind: Ich sehe euch, ich bin bei euch und ich verstehe vollkommen, wie ihr seid.

*

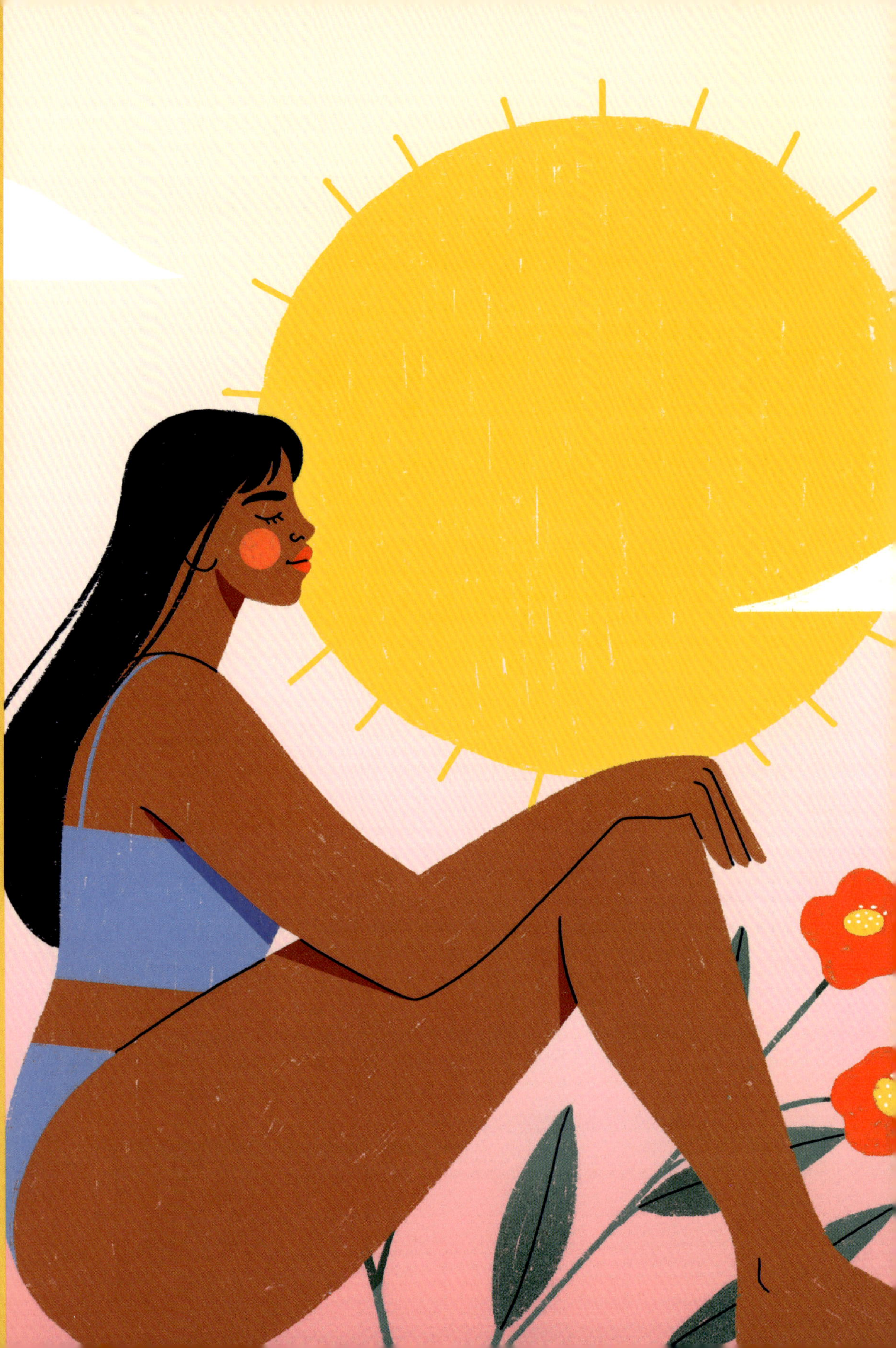

Hallo Nervensystem

Menschen mit ADHS haben ein eher sensibles Nervensystem. Subtile (oder weniger subtile) Trigger in unserer Umgebung, seien es repetitive Geräusche, Langeweile, Menschenmassen, überfüllte Räume oder die Emotionen anderer Menschen, können unser Nervensystem sehr schnell dysregulieren. Zu lernen, aus dem Kampf-oder-Flucht-Modus wieder ins Gleichgewicht zu finden, verändert alles. Das Stärken unseres Nervensystems hilft uns im Umgang mit Stress und lenkt unsere exekutiven Funktionen wieder in die richtigen Bahnen zurück.

Unser Nervensystem

Um ein umfassendes Bild von ADHS zu gewinnen, müssen wir uns eingehend mit dem Nervensystem befassen. Das eigene Nervensystem zu verstehen und zu lernen, wie wir es „runterregeln" (beruhigen) können, ist für uns ADHS-ler ein wertvolles Werkzeug. Einfach formuliert: Wenn das Nervensystem am Boden liegt, verschlimmern sich ADHS-Symptome wie Vergesslichkeit, Lethargie, Anforderungsvermeidung, schwaches Arbeitsgedächtnis und Zurückweisungsängste. Unsere Erfahrungen mit ADHS können variieren - in manchen Phasen fordern sie uns heraus, in anderen stören sie uns weniger (mehr dazu auf Seite 44).

Was ist das Nervensystem?

Das Nervensystem des Körpers ist ein komplexes Netzwerk, bestehend aus Gehirn, Rückenmark und Milliarden von Nerven, die unseren gesamten Körper durchziehen. Es kontrolliert einen Großteil unserer Gedanken und Gefühle. Außerdem kümmert es sich um viele Körperfunktionen, über die wir gar nicht nachdenken, wie Herzschlag, Atmung, Verdauung und Temperaturregulierung. Das Nervensystem unterstützt alle Teile des Körpers in ihrer Kommunikation untereinander. Außerdem hält es Wache, registriert zahllose feine Signale aus unserer äußeren Umgebung und leitet die Informationen an das Gehirn weiter.

Das Nervensystem besteht aus zwei Teilsystemen:

Zentralnervensystem	Es kontrolliert die Signale zwischen den Neuronen (Nervenzellen) in unserem Gehirn und Rückenmark.
Peripheres Nervensystem	Es kontrolliert Signale, die zwischen dem übrigen Körper hin- und hergehen (u. a. Kampf-oder-Flucht-Reaktionen).

Bottom-up-Botschaften des Nervensystems

Wenn ich hier von dem Nervensystem spreche, meine ich unser peripheres Nervensystem, das manchmal auch als Bottom-up-Signalbahnen beschrieben wird. Damit ist gemeint, dass die Signale „von unten nach oben", also vom Körper hinauf zum Gehirn, geschickt werden. Top-down-Botschaften sind Signale, die vom Gehirn hinab in unseren Körper wandern. Bei der Betrachtung von ADHS mit Blick auf Körper und Geist sind die Top-down- und die Bottom-up-Botschaften gleichermaßen relevant.

Top-down-Botschaften =

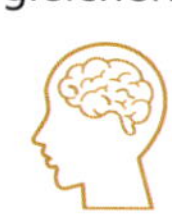

Mentale Verarbeitung

↓

Sinnesrezeptoren des Körpers

Bottom-up-Botschaften =

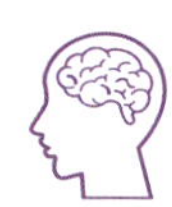

Mentale Verarbeitung

↑

Sinnesrezeptoren des Körpers

Viele ADHS-Therapien und ADHS-Tools zielen darauf ab, sich seiner Top-down-Botschaften bewusst zu werden und sie zu ändern, um dadurch eine Verhaltensverbesserung zu erzielen (z. B. durch Meditation, die Pomodoro-Technik oder auch die „Eat-the-Frog"-Methode).

Wie jeder ADHS-Betroffene aber weiß, ist es nicht so leicht, unserem Gehirn ein „besseres Verhalten" beizubringen. Der sogenannte Körper-Geist-Ansatz beinhaltet, dass wir auf die Bottom-up-Botschaften unseres Nervensystems hören und lernen, was wir tun können, wenn unser Nervensystem dysreguliert oder verzweifelt ist.

Dem Nervensystem widme ich in diesem Buch einen ganzen Abschnitt. Ansätze wie Top-down- oder konvergentes Denken (siehe Clickbait-Gedanken-Übung Seite 58–59 und 64–65) sind hilfreich, **doch wenn du diese Übungen und Denkmodelle ausprobierst, ist die Kooperation mit deinem Nervensystem entscheidend.** Du kannst dir noch so fest vornehmen, produktiv zu sein, aber wenn eine brummende Kaffeemaschine oder grelles Licht dein Nervensystem irritiert, hast du verloren. Ignorierst du diese Signale, häufen sie sich in dir an und du bist immer stärker dysreguliert. Deine ADHS-Symptome verschlimmern sich.

Das Stimulationsbedürfnis von ADHS-Nervensystemen ist unterschiedlich hoch und variiert individuell. Zum Beispiel fällt dir das Arbeiten in der Umgebung von anderen an einem Tag leichter, am Tag darauf hingegen ist die Stimulation zu stark und du willst bei der Arbeit nur Musik hören. An wieder einem anderen Tag brauchst du eventuell totale Stille. All diese wechselnden Bedürfnisse sind legitim.

Warnung: Nicht einfach dein Nervensystem ignorieren

Viele meiner ADHS-Probleme kommen daher, dass ich mein Nervensystem ignoriere und mich weiterzwinge. Dann rutsche ich in die Überforderung und finde nicht heraus.

Bist du unsicher, wie sich eine Botschaft deines Nervensystem anfühlt? Dann stell dir vor, du würdest **dir deinen Finger verbrennen.** Die Bottom-up-Verarbeitung schlägt sofort Alarm. Was tust du dann? Du hältst deinen Finger direkt unter fließendes Wasser. Und wenn du die Verbrennung einfach ignoriert hättest? Dann würde der Schmerz im Hintergrund ständig weiterpochen und deine Arbeitsleistung und dein Denken wären beeinträchtigt. Du würdest im Dysregulationskreislauf festhängen.

Tendenziell ist das Nervensystem bei uns ADHS-lern sensibler als bei neurotypischen Menschen, was bedeutet, dass wir uns häufiger „verbrennen". Eventuell lernen wir, unsere Bottom-up-Botschaften auszublenden, weil wir sie in der Fülle nicht verarbeiten können. Vielleicht haben wir aber auch nie gelernt, „Verbrennungen zu behandeln", und hören daher nicht mehr auf diese Schmerzrezeptoren ... Wozu denn auch?

Wenn wir Signale ignorieren, die uns anzeigen, dass wir verzweifelt, überanstrengt, unsicher oder erschöpft sind, ist es genauso, als würden wir einen verbrannten Finger ignorieren. Unser erster Schritt ist das Diagnostizieren eines Problems, indem wir lernen, auf unser Nervensystem zu hören (z. B. „Ich bin dysreguliert. Ich muss mich selbst regulieren."). Der zweite Schritt ist der Zugriff auf die sensorischen Aktivitäten in unserer Toolbox, mit denen wir unser gestresstes Nervensystem beruhigen können. Mit der Zeit wird uns die Regulation des Nervensystems zur Gewohnheit.

Überstimulation

Neurodivergente Menschen erleben häufig Reizüberflutung (oder das Gefühl einer Überstimulation. Unser ADHS-Gehirn reagiert unglaublich sensibel auf Umgebungsreize – als würde ein Wasserhahn voll aufgedreht und unser Gehirn mit übermäßig vielen Sinneseindrücken geflutet. **Zur Reizüberflutung kommt es, wenn die Grenze unserer sensorischen Aufnahmefähigkeit erreicht ist.** Wir sind überfordert und „frieren ein", so wie ein Computer, auf dem gerade zu viele Tabs geöffnet sind.

Überstimulation wird verursacht durch:

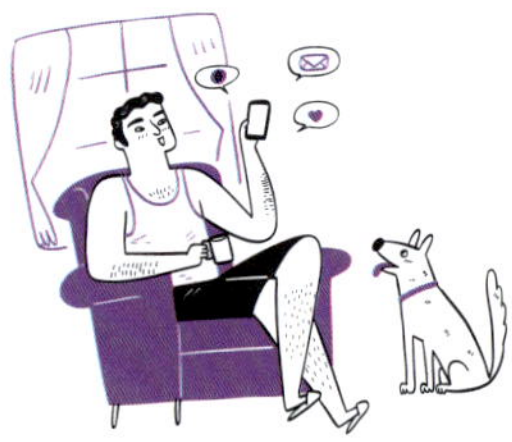

Zu viele Infos

Belebte Orte, Benachrichtigungen, Gespräche und Online-News

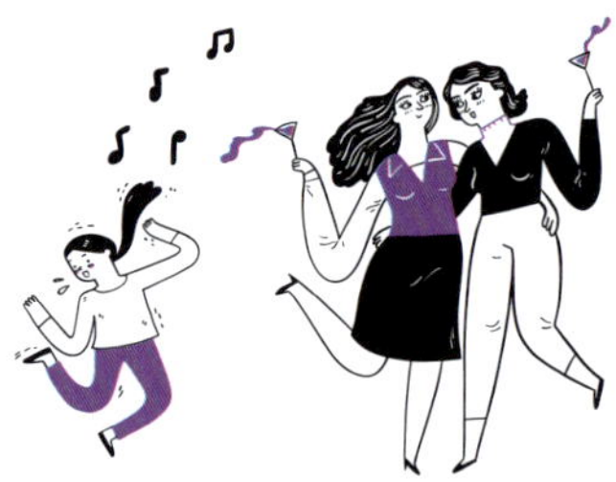

Zu viele Sinneseindrücke

Grelles Licht, Unordnung, Menschenmengen, Musik, laute Stimmen, Düfte

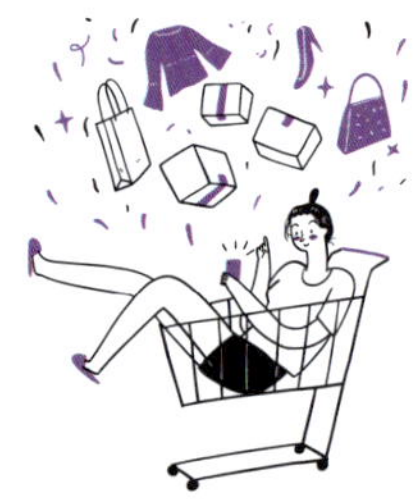

Zu viel Auswahl

Shopping, Dating-Apps, Kino- und Fernsehfilme, Online-Buchungsseiten

Im überstimulierten Zustand können wir …

- gereizt sein und andere angiften.
- nahe am Wasser gebaut haben.
- Wutausbrüche bekommen.
- uns ständig gehetzt fühlen.
- uns verstecken wollen.
- prokrastinieren (Dinge aufschieben).
- aufhören zu kommunizieren.
- die Welt ausblenden wollen.
- zu viel von uns preisgeben (Oversharing).
- empfindlicher werden.
- über alles nachgrübeln.
- uns erschöpft fühlen.
- ängstlich sein.
- vergesslicher sein.
- nicht mehr vernünftig sprechen können.

Das könnte dir helfen:

- Mache eine Bildschirmpause.
- Gehe raus in die Natur.
- Mache Atemübungen.
- Höre binaurale Beats oder „braunes Rauschen".
- Verwende schallisolierende Kopfhörer.
- Nutze eine Gewichtsdecke.

Deine Gedanken

In welchen Umgebungen oder Situationen erlebst du regelmäßig Überstimulation oder Reizüberflutung?

Was sind konkrete Anzeichen deiner Überstimulation? (Du hast z. B. Kopfschmerzen oder hast nahe am Wasser gebaut?)

Welche Strategien der vorherigen Seite könnten dir in solchen Situationen helfen? Hast du andere, hier nicht aufgeführte Strategien parat, die bei dir funktionieren?

Unterstimulation

Unterstimulation tritt dann ein, wenn dein Gehirn oder Körper nicht ausreichend Sinneseindrücke bekommt, um stimuliert und reguliert zu bleiben. Die Forschung zeigt, dass ADHS-Betroffene weniger Dopamin produzieren und daher in Situationen unterstimuliert sind, die andere typischerweise als angenehm empfinden. Unterstimulation kann körperlich weh tun.

Unterstimulation wird ausgelöst durch:

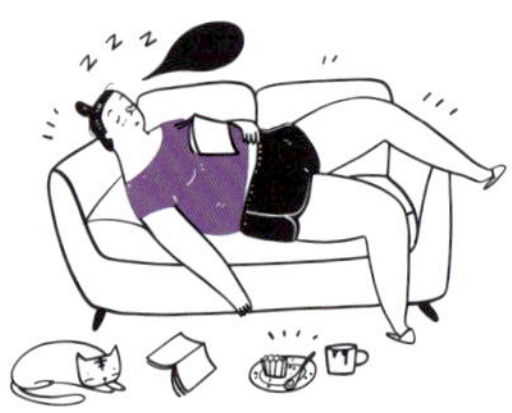

Langeweile

Sich sehnen nach intellektueller, sozialer, körperlicher oder kreativer Stimulation

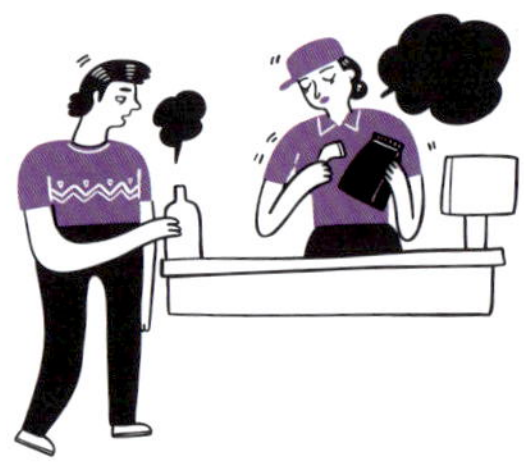

Einfachheit

Herausforderungen suchen und zu leichte Aufgaben meiden

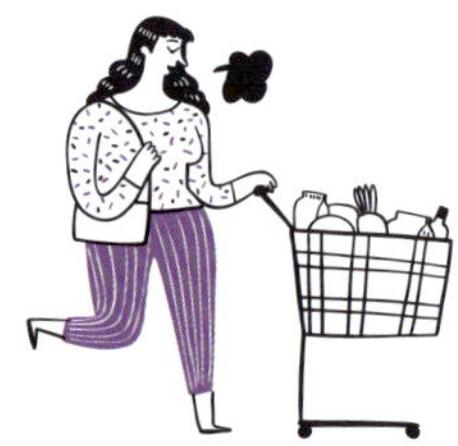

Wiederholung

Sich langweilen, wenn interessante Aufgaben zur Routine werden

> **Dieses konstante Stimulationsbedürfnis von Menschen mit ADHS nennt der Autor und Abenteurer Thom Hartmann „das Bedürfnis, sich lebendig zu fühlen". Ich liebe diese Formulierung.**

Im unterstimulierten Zustand können wir …

- Motivation und Fokus verlieren.
- hyperaktiv oder leichtsinnig werden.
- streitsüchtig sein.
- nervös und unruhig werden.
- schreckhaft und ängstlich werden.
- vor uns hinträumen.
- früheres Suchtverhalten aufgreifen.
- maßlos in uns hineinfuttern.
- reizbar sein.
- zu viel Geld ausgeben.
- an Schlaflosigkeit leiden.
- Nägel kauen oder uns kratzen.
- alles aufschieben.
- uns antriebslos fühlen.

Das könnte dir helfen:

- Verwende ein Stimming-Spielzeug.
- Treibe Sport oder gehe Tanzen.
- Probiere spontan etwas Neues aus.
- Höre Podcasts oder Musik.
- Wende die Body-Doubling-Technik an.
- Lerne etwas Neues.

Mehr über Body-Doubling auf Seite 111.

Deine Gedanken

In welchen Umgebungen oder Situationen erlebst du regelmäßig Unterstimulation, Unruhe und Langeweile?

Was sind konkrete Anzeichen deiner Unterstimulation? (Du gibst z. B. übermäßig viel Geld aus oder du fängst Streit an?)

Welche Strategien der vorherigen Seite könnten dir in solchen Situationen helfen? Hast du andere, hier nicht aufgeführte Strategien parat, die bei dir funktionieren?

Interozeption bedeutet, seine körperlichen Empfindungen bewusster wahrzunehmen. Diese subtilen Zeichen signalisieren uns, dass wir in die Dysregulation geraten, und erinnern uns daran, in den regulierten Zustand zurückzufinden.

Interozeption

Auch wenn zu ADHS und Interozeption noch wenig empirisch geforscht wird, zeigen einige Studien über ADHS-Betroffene, dass diese die physischen Signale und Hinweise ihres Körpers weniger stark wahrnehmen. **Ein stärkeres Bewusstsein unserer körperlichen Empfindungen kann uns frühzeitige Indikatoren für eine drohende Dysregulation liefern und uns daran erinnern, in den regulierten Zustand zurückzufinden.**

Was ist Interozeption?

Interozeption ist das innere Wahrnehmen und Bewusstwerden körperlicher Empfindungen und physiologischer Zustände. Sie ist sozusagen das innere Radar unseres Körpers und hilft uns, auf sämtliche Signale unseres Körpers zu reagieren – z. B. bei erhöhtem Herzschlag, Hunger, Durst, Harndrang oder wenn uns zu heiß oder zu kalt ist. Dank dieses eingebauten GPS können wir erkennen, ob wir aufgeregt oder müde sind, uns übel wird oder wir Angst haben. Sei es die Lust auf einen Snack oder das Kribbeln im Bauch vor einer großen Präsentation – die Interozeption synchronisiert uns mit unseren inneren Geschehnissen und liefert uns Informationen, anhand derer wir unser Verhalten verändern können.

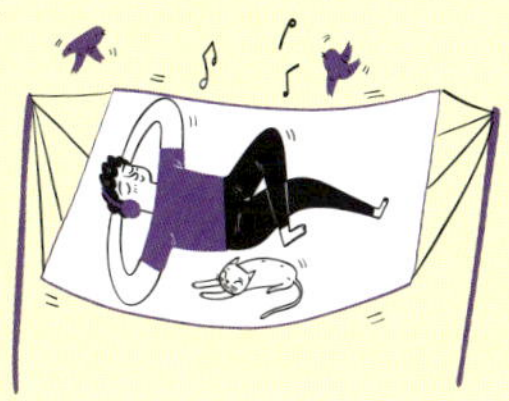

Schwierigkeiten mit der Interozeption bei ADHS

Die Intensität unserer Emotionen und Fokussierungen erschwert es ADHS-lern häufig, interozeptive Signale zu empfangen. Im zurückweisungsempfindlichen, gestressten oder hyperfokussierten Zustand kann es sein, dass wir vergessen zu essen, oder aber maßlose Mengen in uns hineinfuttern, zu lange nicht zur Toilette gehen, in der Kälte zittern oder nichts trinken. Die beeinträchtigte Interozeption bei ADHS wirkt sich möglicherweise auch auf die emotionale Wahrnehmung aus, weshalb wir unsere plötzlichen Stimmungsschwankungen nur schwer nachvollziehen können. Geführte Meditation, Atemübungen, somatisches Tanzen, Yoga und kalte Bäder helfen uns, mit unserem Körper in Verbindung zu treten und sensibler auf seine subtilen Signale zu achten. Auch die Begleitung durch einen ADHS-Ernährungsberater kann unsere Innenwahrnehmung schärfen.

Willst du Interozeption trainieren?

Versuche es mit der „Sensorisches Cocooning"-Visualisierung (Seite 85). Oder probiere die Achtsamkeitsübung des „Body Scan" aus, in der du dich achtsam auf unterschiedliche Teile des Körpers fokussierst, in der Regel von den Zehenspitzen bis zum Kopf. Ziel ist es, Empfindungen, Verspannungen oder Unbehagen in jedem einzelnen Körperteil zu beobachten, ohne sie zu bewerten.

Wenn dir das Hineinspüren in deinen Körper infolge einer früheren traumatischen Erfahrung nicht guttut, besprich diese Übung bitte mit einem Psychotherapeuten, der sich auf dem Gebiet der Traumabewältigung auskennt.

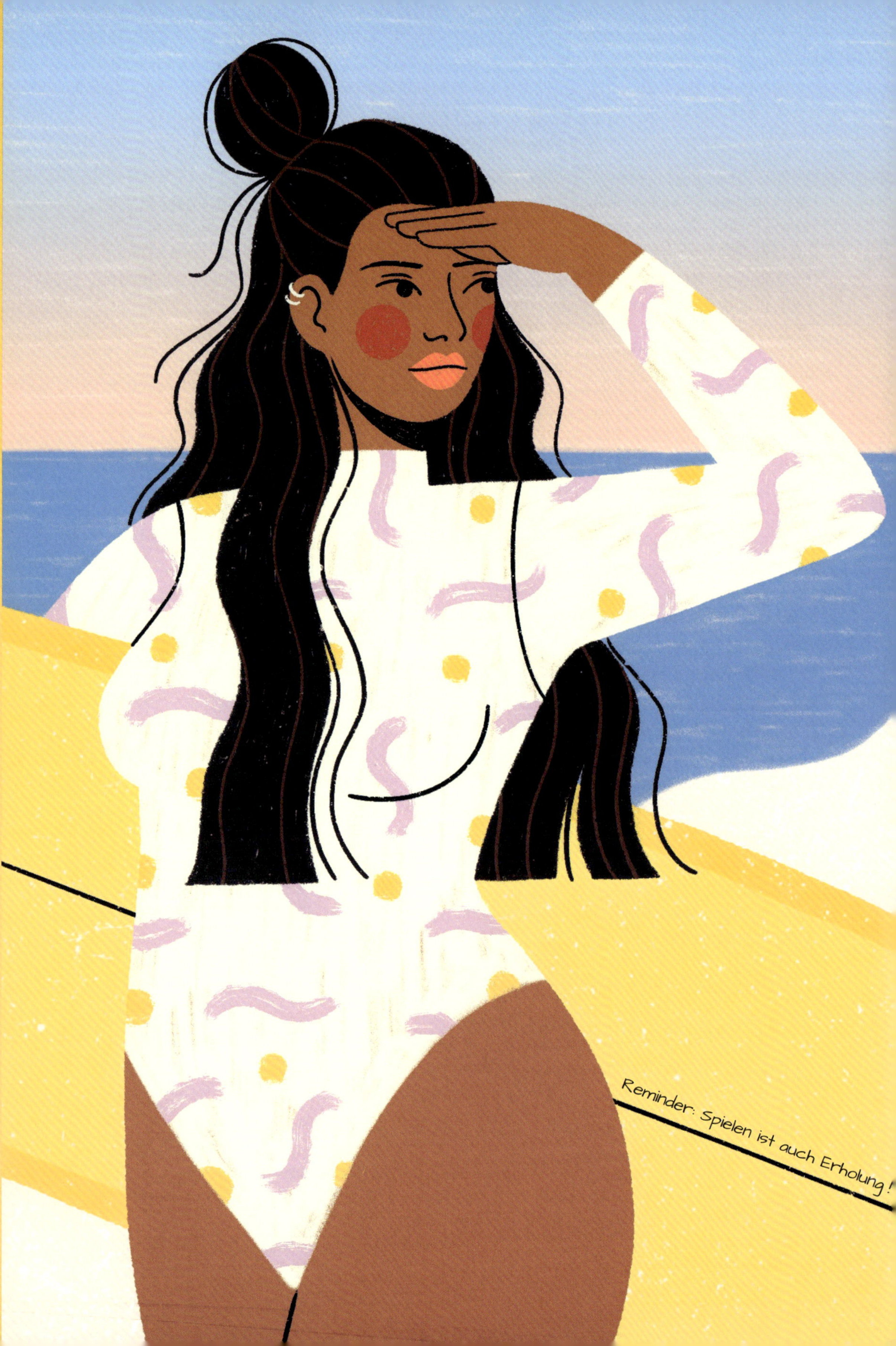
Reminder: Spielen ist auch Erholung!

Zehn Arten der Erholung

Die Bewegungspsychologin und Forscherin Nicola Jane Hobbs, führende Expertin mit besonderem Interesse an der Psychologie der Erholung, schreibt: „Erholung ist mehr, als nur ein Nickerchen zu machen. Erholung ist all das, was unserem Nervensystem das Gefühl ausreichender Sicherheit vermittelt, um unsere Stressreaktionen abzuschalten, sodass sich Körper und Geist ausruhen und regenerieren können." Nicola hat mir freundlicherweise erlaubt, die von ihr defininierten zehn Erholungsarten in diesem Buch mit aufzunehmen.

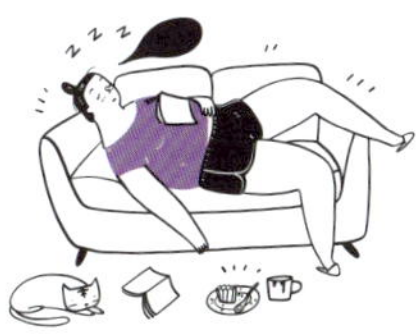

Körperliche Erholung

Mittagsschlaf, gute Ernährung, Atemübungen, sanftes Yoga, Walking

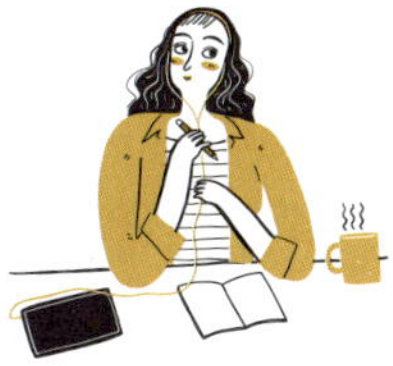

Emotionale Erholung

Tagebuch führen, „Nein" sagen, für eine Weile keine Nachrichten mehr verfolgen

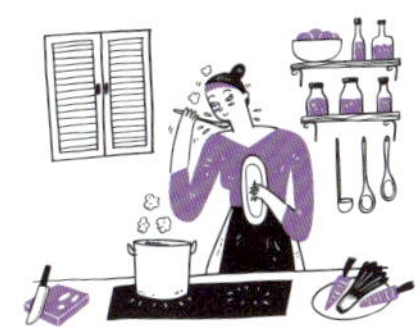

Kognitive Erholung

Aktivitäten, bei denen wir nichts denken müssen, z. B. kochen, eine triviale TV-Serie schauen

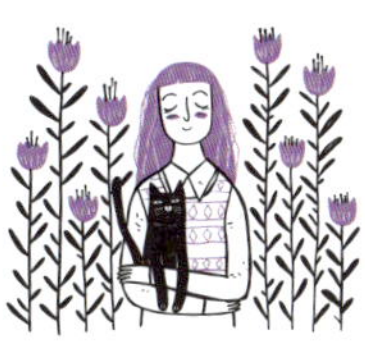

Sensorische Erholung

Wohltuende Düfte, Gewichtsdecken, bequeme Kleidung, warmes Bad

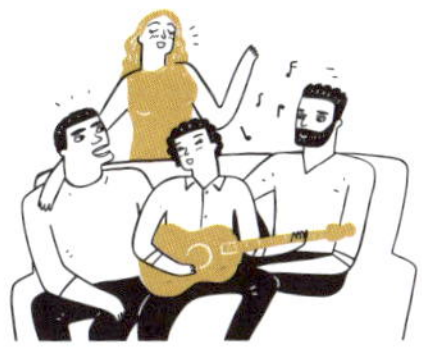

Psychosoziale Erholung

Alleinsein, Freundschaften, sich gegen Diskriminierung einsetzen, Gemeinschaft

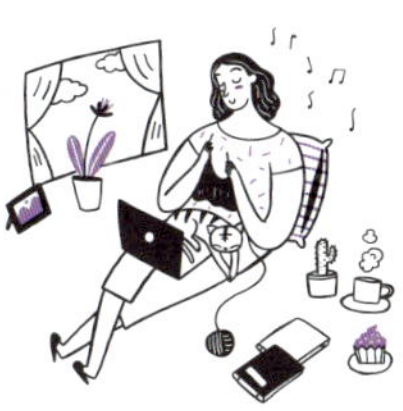

Spirituelle Erholung

Deinen Energiefluss schützen, Poesie, Meditation

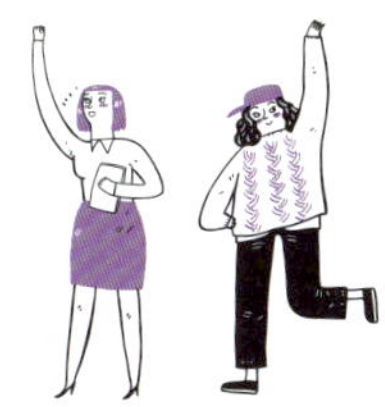

Altruistische Erholung

Freiwilliges Engagement, freundlich sein, Sach-/Geldspenden

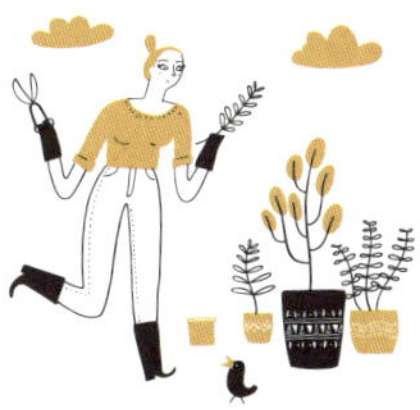

Ökologische Erholung

Zeit in der Natur, Meeresrauschen, Pflanzen pflegen, mit Haustier spielen

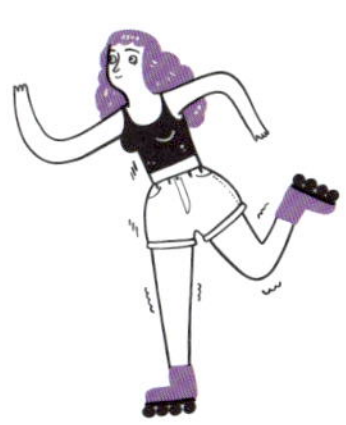

Spielerische Erholung

Sport, Abenteuer, Comedys schauen, Brettspiele, Camping

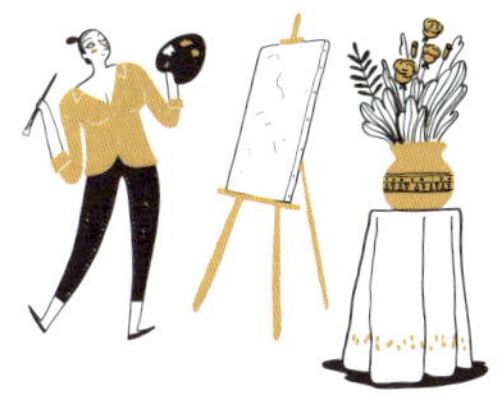

Kreative Erholung

Malen, Singen und Musizieren, Tanzen, Schreiben

Trigger + Glimmer

Trigger

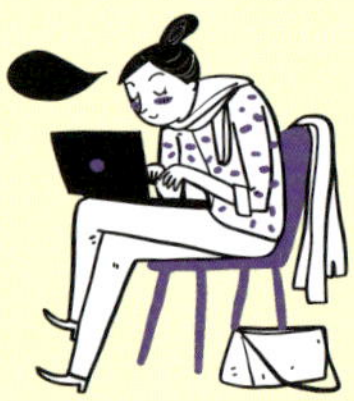

Wenn unser Gehirn getriggert wird, assoziiert es eine leidvolle Erfahrung aus der Vergangenheit mit einem aktuellen Ereignis. Dies stimuliert unser Kampf-oder-Flucht-Verhalten und wir geraten in Unruhe, emotionale Dysregulation oder Alarmbereitschaft. In solchen Triggermomenten schaltet unser Nervensystem in den Aktionsmodus und mobilisiert unsere Herzfrequenz, Atmung, Muskulatur und sogar die Hormone. Eine Trigger-Überempfindlichkeit kann sich anfühlen, als lebe man mit voll aufgedrehter Lautstärke, was extrem anstrengend ist. „Trauma" ist ein sensibles Wort und für jeden Menschen etwas sehr Persönliches. Es kann mit unserer Kindheit verknüpft sein, aber auch mit negativen Erfahrungen – einem verpassten Flug, Kritik vom Vorgesetzten oder Streit im Freundeskreis.

Erinnerst du dich an das retikuläre Aktivierungssystem des Gehirns? Es ortet und filtert Trigger (Reize, die in uns etwas auslösen), um uns zu schützen. Wenn du z. B. nachts allein aus der Bar kommst, könnte es triggern, dass du dich zu anderen Leuten stellst, bis deine Fahrgelegenheit da ist. Doch auch Traumata, wie Mobbing als Kind oder harsche Kritik von Eltern, können uns triggern. Nach Schätzungen der Forschung erhalten **Kinder mit ADHS rund 20.000 Mal mehr negative Botschaften** als Gleichaltrige ohne ADHS. Daher werden wir ADHS-ler wohl häufiger getriggert, was zu emotionaler Dysregulation und zum Zusammenbruch der exekutiven Funktionen führt. Das Arbeiten mit dem „inneren Kind" kann helfen, sich eigene Trigger bewusst zu machen und weniger stark darauf zu reagieren. (Ich habe IFS-Therapie und Narrative Therapie ausprobiert, die beide sehr hilfreich für mich waren.)

Glimmer

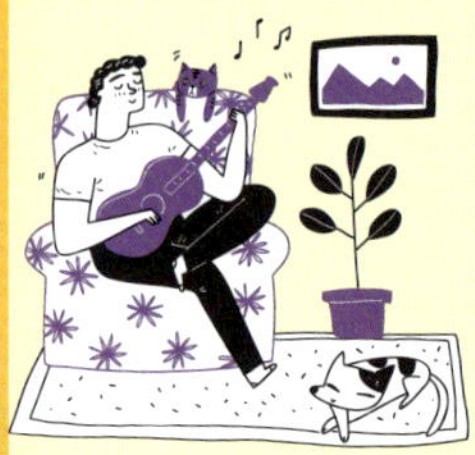

Glimmer ist das Gegenteil von Trigger. Es sind äußere oder innere Zeichen, die uns ein Gefühl der Freude oder Sicherheit geben. Kennst du Momente, in denen deine Sinne regelrecht beflügelt werden? Glimmer können Dinge sein, Orte, Speisen, Sinneseindrücke, bestimmte Menschen, Erfahrungen oder sogar Erinnerungen, die uns auf einen Schlag glücklich, sicher oder getröstet stimmen. Das mag ein sanfter Schubser eines geliebten Haustiers sein, ein wärmendes Holzfeuer, eine frisch aufgebrühte Tasse Kaffee, das ansteckende Lachen der Freundin, Regenprasseln auf dem Dach, ein Regenbogen, dein Gitarrenklimpern oder die grüne Welle beim Autofahren. Glimmer müssen nicht glitzern oder teuer sein, und sie müssen auch für niemanden Sinn machen, außer **für dich.**

Das Nervensystem ADHS-Betroffener steckt oft im Kampf-oder-Flucht-Modus fest und ist nicht in der Lage, zwischen stressigen und selbstberuhigenden Zuständen flexibel hin- und herzuschalten. Üben wir also das aktive Wahrnehmen von Glimmer, um unser Nervensystem daran zu erinnern, dass wir in Sicherheit sind, damit sich Körper und Geist beruhigen. Nimm dir jeden Tag einen Augenblick Zeit für das bewusste Wahrnehmen deiner Glimmer.

Auf unseren Bögen *Take 10, Every 10* hast du genügend Platz, um deine persönlichen Trigger und Glimmer zu notieren (siehe Seite 127).

Wenn Selbstfürsorge stresst

Im überlasteten oder ausgebrannten Zustand erscheint uns Selbstfürsorge manchmal einfach nur als eine weitere Pflicht auf unserer To-do-Liste. Unter Stress oder Adrenalin kann es unangenehm sein, einen Gang runterzuschalten. Wie wenn beim lauten Musikhören plötzlich jemand den Ton abstellen würde – diese Stille wäre extrem schrill. Unser Körper mag vertraute Emotionen, und da ihm das Entschleunigen nicht vertraut ist, deutet er dieses als Bedrohung. Hier sind einige Ideen, falls dir die Selbstfürsorge augenblicklich zu schwer fällt.

Tipp Nr. 1: Normalisiere sie

Um dich mit Selbstfürsorge vertraut zu machen, normalisiere sie. Finde selbstfürsorgliche Handlungen, die du sowieso bereits umsetzt, wie Duschen, Frühstücken, den Hund Gassi führen, Podcasts hören oder Zähne putzen.

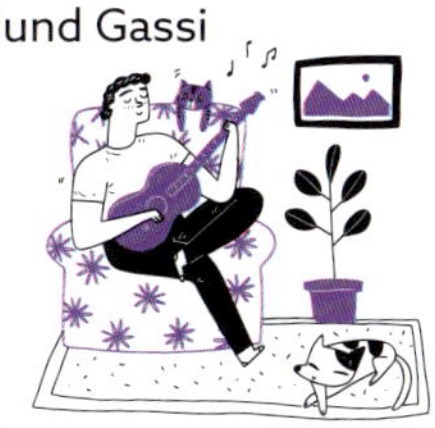

Tipp Nr. 2: Wecke Nostalgie

Starte mit einer selbstfürsorglichen Handlung, die ein nostalgisches Gefühl in dir weckt. Das sorgt für Vertrautheit und Sicherheit, damit du leichter hineinfindest.

- Schaue einen Lieblingsfilm aus deiner Kindheit.
- Höre Musik aus deiner Teenagerzeit.
- Blättere in alten Fotoalben.
- Lies ein Buch, das du in der Kindheit oder Jugend geliebt hast.

Tipp Nr. 3: Beginne mit einer Minute

Fange mit nur einer Minute Selbstfürsorge an, anstatt das Gefühl zu haben, ein oder zwei Stunden dafür aufwenden zu müssen. Unser ADHS-Gehirn schlittert manchmal in ein Alles-oder-Nichts-Denken und so meinen wir, dass sich Selbstfürsorge überhaupt nicht lohnen würde, wenn wir sie nicht eine ganz Stunde lang betreiben. **Denke daran: Jede einzelne Minute zählt, so wie jeder Schluck Wasser unseren Körper mit Flüssigkeit versorgt.**

Tipp Nr. 4: Gewöhne dich schrittweise daran und suche Hilfe

Sei freundlich zu dir und gehe es geruhsam an. Nimm dir hier und da eine Minute Zeit für dich und baue darauf auf, bis dir längere Phasen der Selbstfürsorge vertraut sind. Nach einer Weile empfinden Körper und Geist die Entschleunigung als zunehmend angenehm. Wenn nötig, bitte jemanden um Unterstützung! Du könntest einen Freund/eine Freundin fragen, ob er oder sie als dein „Body Double" bei einer Selbstfürsorge-Übung mitmacht.

Atemübungen

Bewusstes Atmen, auch Atemarbeit genannt, hat beruhigende Wirkung auf uns, weil dabei das Stresshormon Cortisol abgebaut wird. In gestresstem Zustand neigen wir zu schneller und flacher Atmung. Der Körper reichert Cortisol an, das unsere Stressreaktion verstärkt und den Kreislauf der Dysregulation in Gang setzt. Atemübungen helfen uns, das Cortisol „wegzuatmen". Durch ein langsames und tiefes Ausatmen unterbrechen wir den Dysregulationskreislauf und signalisieren unserem Nervensystem, dass es sich entspannen darf.

Als ich diese Methode zur Beruhigung meines Nervensytems entdeckte, war ich so begeistert, dass ich mich zur Breathwork- und Meditationstrainerin weiterbildete. Atemarbeit ist kostenlos, leicht zu erlernen und lässt sich innerhalb einer Minute ganz diskret und nahezu überall durchführen: im Auto, im Büro, im Badezimmer (kurz mal verschwinden, wenn Besuch da ist), in der Natur oder im Bett vor dem Schlafen. Selbst sechzig Sekunden bewusstes Atmen genügen, um schnell das parasympathische Nervensystem einzufangen und den Cortisolspiegel zu senken. Für mehr Infos empfehle ich dir das Buch *Breath – Atem* von James Nestor.

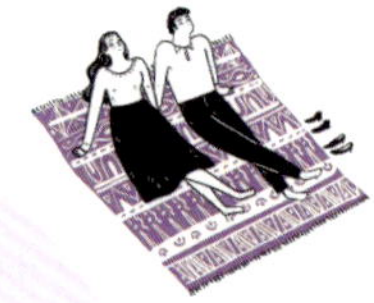

Mit diesen drei einfachen Atemtechniken kannst du dein Nervensystem schnell aus dem dysregulierten in den regulierten Zustand befördern. Probiere sie einfach aus.

Box Breathing

Box Breathing (auch Vier-Viertel-Atmung) ist eine Technik zur Stressreduktion und Entspannung. Dabei wird an unser Gehirn das Signal gesendet, dass wir „in Sicherheit" sind. Fünf Minuten Box Breathing kann Stress lindern, Immunsystem und Verdauung ankurbeln und den Schlaf fördern.

Schließe die Augen, setze oder lege dich bequem hin und atme in folgendem Rhythmus:

Atme ein und zähle innerlich bis 4. Halte den Atem an und zähle bis 4. Atme aus und zähle bis 4.

Wenn es dir angenehm ist, kannst du deine „Box" auf jeweils 5, 6 oder 8 Zählungen steigern.

Bergatmung

Sie wird oft 4-7-8-Atemtechnik genannt. Weil ich sie gerne in eine Visualisierung einbinde, nenne ich sie Bergatmung.

Atme tief in den Bauch ein, zähle dabei bis vier und stelle dir vor, einen Berg zu besteigen (oder mit dem Sessellift hinaufzufahren). Oben angekommen, **halte** den Atem an, zähle bis 7 und stelle dir die Aussicht vor. Nun **lasse los und atme aus,** langsam und kontrolliert, während du bis 8 zählst (oder so lange du kannst).

Fällt dir 4-7-8 zu schwer, starte mit 3-4-6. Wiederhole die Übung zwei bis drei Minuten lang und spüre, wie sich dein Körper entspannt und dein Nervensystem herunterfährt.

Bienenatmung

Bei dieser Übung nimmst du einfach einen tiefen Atemzug und schließt die Lippen. Nun atmest du (5 bis 10 Sekunden) langsam aus und summst dabei wie eine Biene. Das summende Geräusch erdet unser Nervensystem und regt den Vagusnerv dazu an, dich in einen „Erholungs- und Verdauungszustand" (Ruhezustand) zu befördern.

Wiederhole die Übung drei bis fünf Mal.

WARNUNG: Auch wenn es sanfte Übungen sind, höre auf deinen Köper und halte deine Luft nicht länger an, als es dir angenehm ist. Im Falle von Vorerkrankungen sprich mit deinem Arzt.

Pflege dein Nervensystem

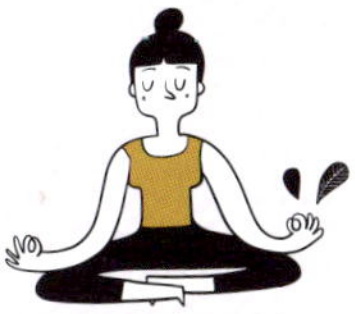

Geführte Meditation

Wenn unser Geist überaktiv ist und einfach nicht abschaltet, empfinden wir das Meditieren manchmal als unmöglich. Der Trick bei ADHS ist, das Meditatieren mit einer vertrauten, stimulierenden Aktivität zu verknüpfen. Probiere geführte Visualisierungen aus (es gibt viele kostenlose Apps wie Insight Timer), Progressive Muskelentspannung, Walking-Meditation, Tanzmeditation (langsam schwingende Bewegungen) oder Essmeditation (achtsames Wahrnehmen jeder Empfindung und bei jedem Bissen).

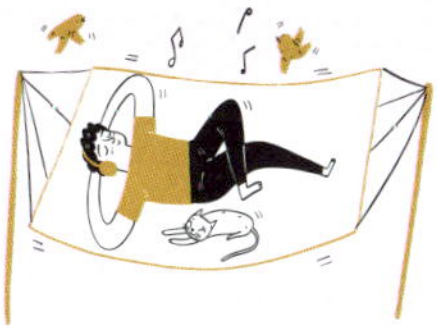

Sensorisches Cocooning

Das sensorische Cocooning gehört zu meinen Lieblingsstrategien, weil es nichts kostet und du alles dazu nutzt, was du sowieso zu Hause hast. Versuche es dann, wenn dein Nervensystem überreizt oder fix und fertig ist. Du brauchst dazu eine Augenmaske, Kopfhörer, dein Telefon, eine App wie Insight Timer oder Spotify und einen ungestörten Ort. Höre dabei binaurale Klänge, „braunes Rauschen", tibetanische Klangschalen oder Solfeggio-Frequenzen. Oder probiere die Visualisierung auf der nächsten Seite aus.

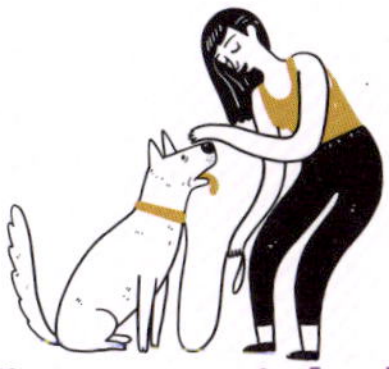

Tiere streicheln

Wenn du Haustiere hast, weißt du, wie sehr sich unser Nervensystem erden kann, wenn wir einen Hund, eine Katze oder einen anderen Fellfreund streicheln. Dabei wird Oxytozin (das Wohlfühlhormon) freigesetzt und Cortisol gesenkt. Wenn du keine eigenen Haustiere hast, gehe zu einem Bauernhof, Streichelzoo oder nimm Reitstunden. Das ist eine gesunde Möglichkeit, um Stress abzubauen und bildschirmfreie Zeit in der Natur zu verbringen. Dein Nervensystem wird es dir danken!

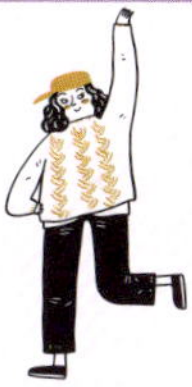

Somatisches Tanzen

Für das ADHS-Nervensystem sind gesunde somatische (körperbasierte) Methoden wichtig, um intensive Emotionen wie Wut oder Zorn loszuwerden. Bewege dich in einem sicheren, privaten Raum intuitiv zu rhythmischer Musik. Du musst nicht gut tanzen können – wiege dich hin und her, hebe die Arme über den Kopf und schlenkere sie kräftig zu den Hüften, oder klopfe mit den Fäusten auf deine Oberschenkel. Du kannst auch tiefe, kehlige Laute dabei machen.

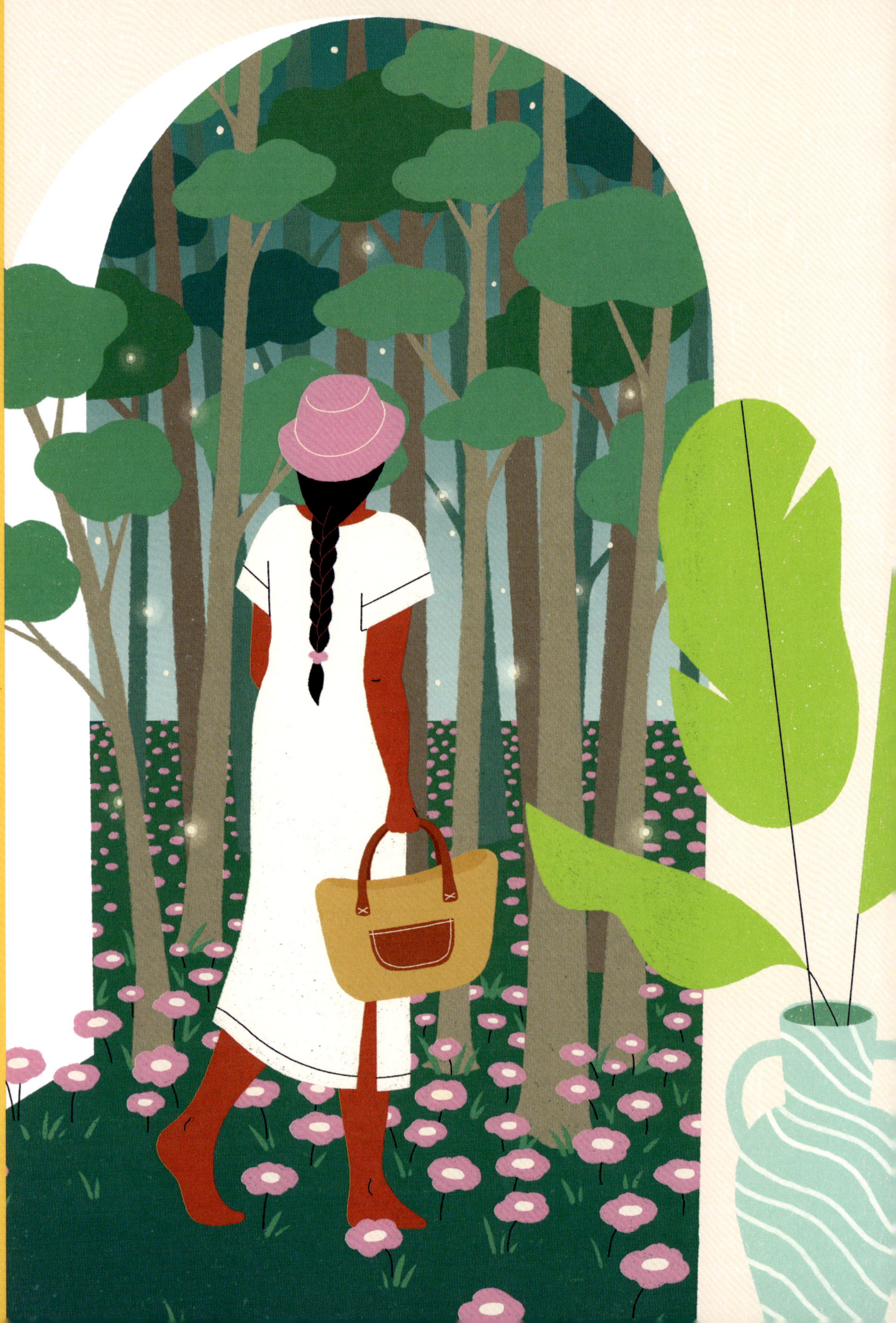

Visualisierung: Sensorisches Cocooning

Bevor du beginnst, lies dir die folgende Visualisierung durch oder bitte jemanden, sie dir vorzulesen. Die komplette englische Version ist unter *futureadhd.com/deeprest* zu hören.

Dein Atem wird dich heimführen, um dir selbst zu begegnen, immer und immer wieder.

Atme tief durch die Nase ein … fülle deine Lungen – durch den Bauch bis hinauf in deinen Brustkorb. Halte hier den Atem an. Diese reine Luft atmest du ein, diese Erlaubnis, in der Welt, so wie du bist, zu existieren. Ohne Masken. Ohne Erwartungen. Lasse nun den Atem mit einem tiefen, reinigenden Seufzer los.

Stelle dir diesen Raum als deine tiefe Ruhezone vor. In diesem Raum gibt es keine Anforderungen an dich und niemand braucht dich. Visualisiere alle Elemente deiner äußeren Welt … deine Verantwortungen … deine beruflichen Pflichten … deine familiären Beziehungen … deinen äußeren Stress. Betrachte sie als „weißes Rauschen" oder als Nachrichten auf deinem Handy.

Halte in deiner Vorstellung dein Handy vor dich hin und betrachte das „weiße Rauschen". Nun visualisiere, wie du es stummschaltest. Du drehst die Lautstärke der Außenwelt auf null, nur für einige Minuten, während wir in diesem Raum ruhen … in diesem Kokon.

Dies ist dein Raum, in dem du dein Nervensystem pflegst. Er ist still. Du bist hier in deinem Körper. Visualisiere diesen sensorischen Kokon … an diesen Ort kannst du kommen, um zu ruhen. Könntest du deine Verantwortungen abgeben und eine Auszeit nehmen, wohin würdest du gehen? An einen einsamen Ort in den Bergen? Eine Hütte am Bachlauf? Eine gemütliche Hängematte am Strand? Stell dir deinen Ort jetzt vor. Geleite dich dorthin und suche dir einen bequemen Platz zum Sitzen oder Ruhen. Umschließe dich mit deinen Armen und erschaffe dir auf die Weise diesen sicheren Kokon. Wiege dich sanft hin und her.

Was siehst du um dich herum, während du in deinem sensorischen Kokon sitzt oder liegst? Nimm die Klänge wahr. Die Temperatur. Die Gerüche. Eine weiche Decke vielleicht. Wie fühlt sich dein Körper in diesem Raum an? Leicht, prickelnd, lebendig, weich, verpixelt, verschwommen?

Bevor du diesen Raum verlässt, lasse deinen Körper wissen, dass du das Gesehene, die Gerüche und Temperatur als gefühlte Reize gespeichert hast – in deinem Unbewussten – und dass du weißt, wie du wieder in diesen Kokon zurückkehrst.

Umschlinge dich mit deinen Armen und sage deinem Körper, dass du bald wiederkommen willst … dass du dich um ihn kümmern und seine Sprache lernen willst. Lenke deine Achtsamkeit allmählich und sanft aus deiner inneren Welt hinaus. Spüre den festen Boden unter dir. Lausche den Geräuschen von außen. Bewege deine Finger und Zehen, öffne deine Augen und bereite dich auf die Rückkehr in deinen Tag vor.

Das Nervensystem von Menschen mit ADHS ist interessenbasiert. Uns fällt es entweder schwer, mit etwas zu beginnen, oder mit etwas aufzuhören.

Interessenbasiertes Nervensystem

Menschen mit ADHS haben nicht nur mit der Regulierung von Emotionen wie Wut oder Angst zu kämpfen, sondern auch mit Neugier. Unser hoher Grad an Ablenkbarkeit geht zum Großteil auf einen plötzlichen, impulsiven Drang zurück, etwas ganz Bestimmtes zu tun - die Sockenschublade zu sortieren, neue Malfarben zu kaufen oder auf die Schnelle zu recherchieren, wie eigentlich eine Gruppe von Eulen genannt wird (Eulenparlament sagt man - das habt ihr euch ja bestimmt gerade gefragt!).

In seinem Konzept des „interessenbasierten Nervensystems" erklärt der Psychiater Dr. William Dodson, wie unterschiedlich neurodivergente Menschen im Vergleich zu neurotypischen Menschen (mit einem „wichtigkeitsbasierten Nervensystem") die Welt erleben. Demnach sind ADHS-ler typischerweise von Interesse, Neuigkeit, Wettbewerb und Dringlichkeit getrieben. So wie Dodson glaube auch ich, dass es die angeborene, „voreingestellte Verkabelung" unseres Nervensystems ist, die uns für diese Faktoren empfänglich macht. **Bei meinen Beobachtungen erkenne ich vier Kernmerkmale für ADHS.**

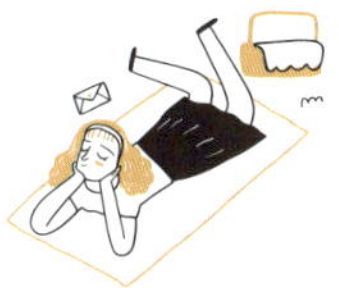

Neugier

Sie ist kein flüchtiges Interesse, sondern intensiv und lebenslang. Wir hassen Langeweile - und Neugier ist das Gegengift dazu. Lernen, Erkunden und Erforschen lieben wir nicht nur - wir leben dafür! Ein ADHS-ler formulierte es so: „Ich bin extrem wissbegierig und bekomme gefühlt nie genug."

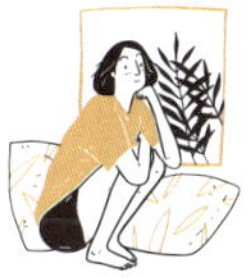

Sensibilität

Studien zeigen, dass ADHS-ler auf äußere und innere Reize hyperreagieren, jeden kleinsten Input aufgreifen und Schwierigkeiten mit dem Filtern haben. Die konstante Reizflut ist zwar intensiv und dysregulierend, lässt uns aber auch wichtige Zusammenhänge erkennen.

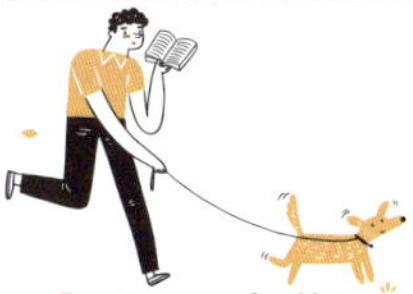

Intensität

Man könnte sie auch Leidenschaft nennen. Sie ist wie ein Blitzgewitter in der Flasche. Sie sorgt dafür, dass wir uns stundenlang in tiefgründige Gespräche vertiefen und alle anderen Menschen ausblenden. Sie hilft uns, bei Projekten hyperfokussiert aufs Gas zu treten und schnell viel zu erreichen. Aber sie ist auch anstrengend und überfordernd.

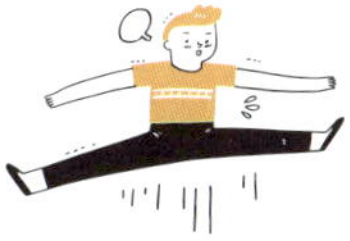

Enthusiasmus

Bekanntlich können sich ADHS-ler so stark für bestimmte Dinge begeistern, dass diese sie emotional überwältigen. Zwar nehmen uns andere wegen dieser Eigenschaft oft als „zu viel" wahr. Doch sie hat auch eine magnetische Wirkung und lässt uns andere Menschen finden, die so ticken wie wir und auf unserer Wellenlänge sind.

Taras Story

ADHS UND MUTTERSEIN

Bei meiner ersten ADHS-Diagnose war ich 21 Jahre alt. Mir fiel es an der Uni schwer, mich auf bestimmte Themen zu konzentrieren, aber ich dachte nicht, dass ADHS eine echte Erkrankung ist, die auch Erwachsene haben könnten – nur kleine, hyperaktive Jungs. Man verschrieb mir Medikamente, die mir beim Studienabschluss halfen, und ich machte mir nicht mehr viele Gedanken über ADHS ... bis ich 14 Jahre später Mutter wurde. Das Muttersein war in vielerlei Hinsicht völlig anders, als ich mir es vorgestellt hatte.

Aufgaben, die exekutives Funktionieren erfordern (wie sich morgens fertig zu machen), waren für mich sowieso schon herausfordernder als für Durchschnittsmenschen, und nun trat dieses weitere kleine Wesen in mein Durcheinander und störte alle Systeme, die ich mir über die Jahre erarbeitet hatte. Ich kam zur Krabbelgruppe und hatte Babytücher oder Ähnliches vergessen; dann fühlte ich mich schrecklich, weil ich andere Mütter bitten musste, mir welche auszuleihen. Wenn die Eltern von ihren Mühen und Nöten erzählten, merkte ich, dass diese ganz anderer Natur waren als meine. Ich begann, mir Sorgen zu machen ...

„Halten die Leute mich für verantwortungsvoll genug, um mein Kind zu versorgen?“

Mich den ganzen Tag um einen anderen Menschen zu kümmern und meine eigenen Bedürfnisse zurückzustellen, bedeutete, dass ich am Ende des Tages ziemlich dysreguliert war. War mein Kleiner schließlich im Bett und ich konnte die „Maske“ fallen lassen, schaukelten sich in mir oft Ängste hoch. Ich hyperfokussierte auf bestimmte Gesundheitsthemen und war ständig besorgt, meine Kinder könnten sich eine mysteriöse Krankheit einfangen.

Als unser Sohn zwei Jahre alt wurde, zeigte er erste Anzeichen von ADHS. Ich recherchierte hyperfokussiert, wie ich ihm helfen könnte, und beschloss unterdessen, für mich selbst wieder psychiatrische Hilfe zu suchen. Heute helfen mir Medikamente beim Packen der Babytasche oder Sortieren der Kleider. Die größte Veränderung allerdings war die Normalisierung meines Gehirns. Ich empfinde meine ADHS nicht als Behinderung, sondern eher als Variabilität, die mir manches erschwert, andere Dinge jedoch erleichtert.

Ich schäme mich nicht länger dafür, dass ich Unwichtiges beiseiteschiebe und mich für andere Dinge engagiere, von denen ich weiß, dass ich wirklich gut darin bin, zum Beispiel meine Kinder in ihrer Kreativität zu fördern. Ich gehe wieder freundlicher mit mir selbst um und erkenne an, dass ich andere Stärken und Schwächen habe als der Durchschnitt, aber das ist okay. Als Mutter, soviel wurde mir klar, kommt es einzig darauf an, seine Kinder zu lieben und für sie da zu sein. Ab und zu mal eine vergessene Büchereitasche spielt keine Rolle, solange deine Kinder wissen, dass sie der Mittelpunkt deiner Welt sind.

ADHS und Elternschaft

Wenn ADHS-ler Eltern werden, stellen sie fest, dass ihre bislang zuverlässigen Tarnungsstrategien nicht mehr funktionieren und die ADHS-Symptome auf einen Schlag eskalieren. Typische Merkmale, wie eine Überempfindlichkeit für Geräusche, Gerüche und Unordnung, können uns regelmäßig an den Rande des Wahnsinns bringen. Zur Regulierung unseres Nervensystems benötigen wir reizärmere Umgebungen. Nun sind allerdings Babys und Kinder, sagen wir mal, nicht gerade reizarm. Hallo Flucht-oder-Kampf-Reaktion!

Aufgaben wie Kochen und Putzen haben notgedrungen Vorrang und daher stellen wir ruckzuck unsere eigenen Bedürfnisse hintenan, wodurch sich Schlafmangel, organisatorischer Stress und Reizüberflutung noch verschlimmern. Dazu kommt, dass ein Rückzug aus diesem Umfeld für eine (dringend notwendige) Pause unrealistisch ist. Noch herausfordernder ist das Elternsein, wenn dein Kind ebenfalls ADHS hat – die Chance liegt bei etwa 50 Prozent!

Womöglich erlebst du dich häufig als dysreguliertes Nervenbündel, aber vergiss nicht, dass du eine einzigartige Fähigkeit mitbringst: Du verstehst haargenau, was Reizüberflutung, emotionale Intensität und ein interessenbasiertes Nervensystem bedeuten. Diese Lebenserfahrung ist unschätzbar wertvoll, denn du kannst deinem Kind besser dabei helfen, sich selbst, die Welt und die Menschen in seinem Umfeld zu verstehen.

Um der Realität von ADHS und Elternsein wirklich gerecht zu werden, bräuchte ich ein ganzes Buch. Doch hier sind zumindest ein paar Ideen für ein klein wenig mehr Ruhe inmitten eines akuten Neuronengewitters.

Sensorische Pausen für müde ADHS-Eltern:

Führt zu Hause tägliche Ruhezeiten und Ruhezonen ein, damit jede Person eine Pause bekommt.

Spielt mit Knete, Sand oder faltet Origami – das beruhigt auch die elterlichen Nerven.

Verwendet Kopfhörer (ihr selbst oder eure Kinder) und hört ein Hörbuch oder Musik.

Zeigt euren Kindern, wie sie mit Atemübungen zur Ruhe kommen (ganz einfach, z. B. länger aus- als einatmen).

Geht mit den Kindern zum Auftanken in die Natur – macht einen Spaziergang, besucht den Spielplatz oder tobt im Freien.

Trefft euch bei einer Freundin/einem Freund zum Kaffee und plaudert, während eure Kinder zusammen spielen.

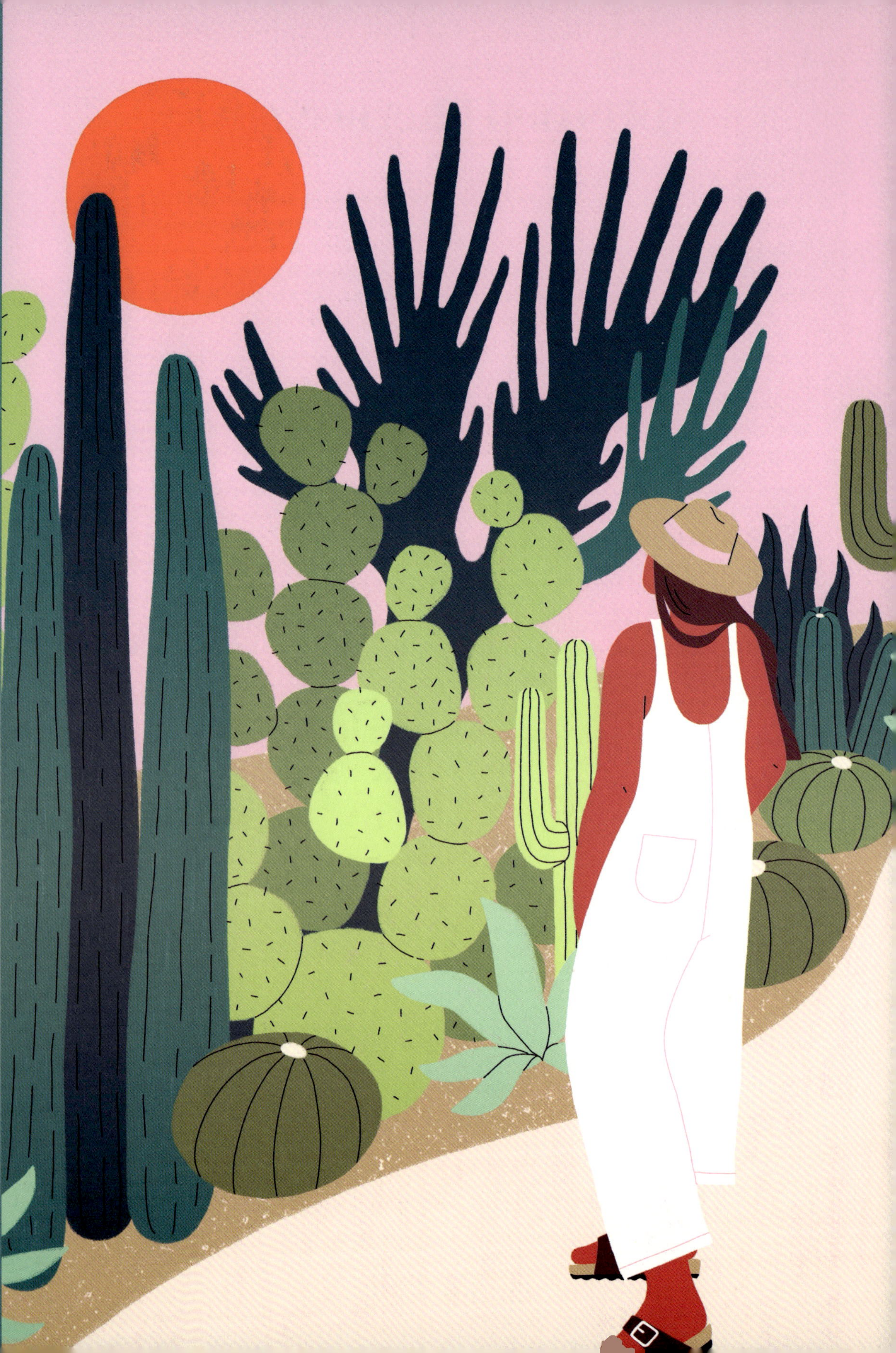

Ziele setzen neu gedacht

Ein Gespräch über Ziele und Produktivität kann bei Menschen mit ADHS vielerlei unangenehme Gefühle auslösen. Vor uns erscheint die lange Liste der Ziele, die uns früher einmal begeistert haben, aber inzwischen aufgegeben und längst vergessen sind. In uns steckt noch die Sehnsucht nach den großen Träumen, für die unsere Seele einst entbrannte, aber wir spüren, dass wir sie nie wirklich angehen, weil wir zu viel Angst vor Versagen und Kränkungen haben. Das Setzen von Zielen ist etwas sehr Persönliches, weshalb dieses Kapitel eine neue Betrachtungsweise und die Chance bietet, sich dem Thema mit Neugier anzunähern.

Ziele setzen: ein realer Kampf

Warst du jemals in deinem Leben Feuer und Flamme für ein neues Projekt oder Ziel und dann genauso schnell überfordert von der Fülle an To-dos, Was-Wäre-Wenns und deiner Angst zu scheitern? Das Setzen und Umsetzen von Zielen kann Menschen mit ADHS vor große Herausforderungen stellen. Dinge wie, sich zu organisieren, Aufgaben zu gliedern, Zeitpläne einzuhalten und sich fortwährend zu motivieren, empfinden wir manchmal als das Schwierigste der Welt. Größtes Hindernis im Zusammenhang mit Zielen ist aber, dass wir uns für einfach alles interessieren und deshalb dazu neigen, unsere Ziele immer wieder zu ändern oder uns nicht entscheiden zu können, worauf wir den Fokus richten.

Wenn ich in diesem Buch über Ziele spreche, meine ich damit auch Gewohnheiten, Projekte, berufliche Ambitionen, persönliche Sehnsüchte, Pläne und Absichten. Da wir diese Begriffe oft synonym verwenden, sage ich hier allgemein „Ziele".

Es ist wirklich grausam, aber genau diejenigen Verhaltensweisen, die zum Erreichen von Zielen notwendig sind, kollidieren mit jenen, die uns ADHS-lern am allerschwersten fallen …

Wir haben gelernt, dass folgendes Verhalten zum Erreichen von Zielen notwendig ist:

- Gut organisiert sein
- Priorisieren und Aufgaben in kleine Schritte gliedern
- Zuerst Unangenehmes oder Langweiliges erledigen und sich anschließend belohnen
- Zeitpläne und Fristen einhalten
- Sich nicht ablenken lassen
- Die eigene Motivation aufrechterhalten
- Auch „Dopamin-arme" Aufgaben tolerieren
- Ein konkretes Ziel in der vorgegebenen Zeit erreichen
- Emotional stabil bleiben, statt Höhen und Tiefen haben
- Fokussiert statt zerstreut sein
- Sich zwingen, wenn der Wille schwindet

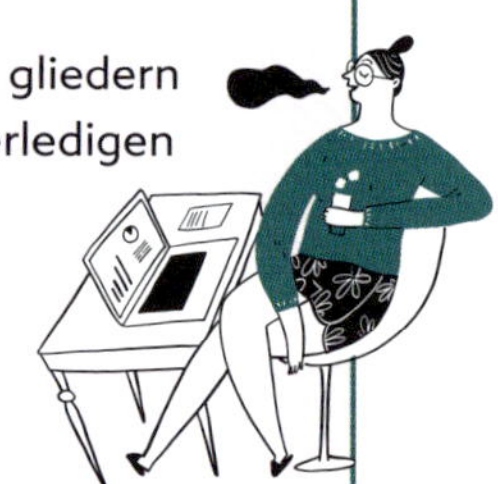

Es gibt nur eines, was schlimmer ist als das Gefühl von Unorganisiertheit, Vergesslichkeit und Zeitblindheit: Die Scham und der Frust angesichts unserer langen Liste halbvollendeter Projekte – und dass wir nichts vorweisen können.

Vor allem aber sollst du wissen: All diese Gefühle hast nicht nur du allein, und es ist auch nicht deine Schuld. In Gesprächen über Produktivität und Zielerreichung wird **nicht diskutiert**, wie stark wir genau darunter **leiden,** dass uns dieser Prozess so schwer fällt, eben weil wir so leidenschaftliche, kreative, empathische Menschen sind und so viel zu geben haben. Wir trauern, nicht in dem Maße beitragen zu können, wie wir es uns erhoffen.

Unsere Fähigkeiten und Begabungen werden in dieser Welt gebraucht. Unsere Leidenschaft entflammt allerdings mit solcher Intensität, dass sie uns (und alle um uns) verbrennen kann. Aufgrund schlechter Erfahrungen fürchten wir, nicht genügend Ausdauer zu haben, um Projekte wirklich zu Ende zu bringen. Und darauf will ich dir einen anderen Blick zeigen.

Was hält dich ab?

Ich habe meine Community gebeten, mir einige Gründe zu nennen, die sie am Verfolgen ihrer Ziele hindern – hier eine Auswahl:

- Im Überanalysieren feststecken
- Zeitmangel
- Angst vor dem Scheitern
- Impostor-/Hochstapler-Syndrom
- Angst vor Zurückweisung
- Keine Energie zum Durchhalten
- Keine Aufmerksamkeit erregen wollen
- Furcht vor dem Unbekannten
- Zeit-, Geld- und Ressourcenverschwendung
- Das Gefühl, nicht gut genug zu sein
- Unsicherheit, wo man anfangen soll
- Fehlende Unterstützung
- Limitierende Glaubenssätze
- Schamvermeidung

Diese Antworten wurden mir privat zugesandt. Überrascht haben mich der Schmerz und die Scham, die sich wie ein roter Faden durch alle Rückmeldungen ziehen. Eindeutig lastet auf uns neurodivergenten Menschen – individuell ebenso wie kollektiv – eine Unmenge an Trauer und Frust, wenn es darum geht, unsere tiefsten Wünsche und Leidenschaften in die Tat umzusetzen. Ich teile das mit euch, um noch einmal zu betonen: Ihr seid nicht allein, wenn euch mitten in der Nacht das Gedankenkarussell quält. Dieses Buch ist eine Einladung, euch ein wenig von euren Fesseln zu lösen, eure Neugier zu wecken und herauszufinden, was es ist, das euch zurückhält – ohne Angst vor Verurteilung oder Zurückweisung.

Ziele-Quiz

Erkunde deine eigene Vergangenheit - deine Ziele und die Entscheidungen, die du triffst, um sie zu erreichen. Es gibt keine richtigen Antworten und auch keine Punkte! Das Quiz bietet dir lediglich Gelegenheit, über dich selbst nachzudenken und einige Muster in deinem Leben zu erkennen.

Wie gehe ich mit meinen Zielen um? Quiz zur Selbstreflexion:

- ◯ Ich habe immer zu viele Ziele gleichzeitig im Kopf.
- ◯ Mir ist nicht klar, was ich will - ich ändere so oft meine Meinung.
- ◯ Ich weiß nicht, für welche Ziele ich mich entscheiden soll.
- ◯ Ich sammle viele Ziele an und schiebe sie dann auf, bis ich komplett im Rückstand bin und selbst für ein einziges Ziel keine Zeit habe.
- ◯ Ich nehme mir zu viel vor, bis ich überfordert bin und bei keinem meiner Ziele vorankomme.
- ◯ Ich habe das Gefühl, nur Ziele zu haben, die anderen gefallen (etwa meinen Eltern oder Lehrern).
- ◯ Mir fällt es schwer, mich selbst und meine Ziele zu organisieren.
- ◯ Ich gerate in die exekutive Dysfunktion, sobald ich meine Ziele umsetzen will.
- ◯ Ich notiere mir meine Ziele nicht und vergesse sie dann (oder ich notiere sie und vergesse sie trotzdem!).
- ◯ Ich habe Probleme, meine Ziele in erreichbare Schritte zu gliedern.
- ◯ Ich bin überfordert, wenn ich mir die Liste meiner Ambitionen anschaue.
- ◯ Ich finde es schwer, meine Ziele greifbar und realistisch zu gestalten.
- ◯ Ich habe klare Ziele, aber ich befürchte zu sehr, mich preiszugeben und Zurückweisung zu erfahren.
- ◯ Ich habe Angst, mir nahestehende Menschen zu enttäuschen, wenn ich meine Ziele nicht erreiche.
- ◯ Ich erzähle anderen nichts von meinen Ambitionen, weil sie nicht erfahren sollen, wenn ich scheitere.
- ◯ Wenn ich meine Ziele verfehle und sie dann aufgebe, habe ich extreme Zurückweisungsängste.

- ◯ Ich habe Angst davor, in der Öffentlichkeit zu sprechen und negative Rückmeldungen zu bekommen.
- ◯ Meine Eltern sind glücklich und ich habe Angst, sie zu verärgern, wenn ich jetzt meine Ziele ändere.
- ◯ Versagen ist für mich gleich Zurückweisung (wenn ich z. B. durch die Prüfung falle, heißt es, dass mich die Uni zurückweist).
- ◯ Meine Ziele fühlen sich unerreichbar an, weil ich ADHS habe.
- ◯ Ich erreiche meine Ziele nie, also setze ich mir keine mehr - wozu auch?
- ◯ Mir fehlt das Vertrauen in mich selbst, um meine Ziele erreichen zu können.
- ◯ Der erste Schritt ist leicht, aber weiter komme ich irgendwie nie.
- ◯ Sobald ich mir Ziele gesetzt habe, verlässt mich meine Motivation.
- ◯ Die anderen erwarten nicht, dass ich meine Ziele erreiche - sie fragen gar nicht mehr.
- ◯ Ich kann kein Ziel perfekt verwirklichen, also versuche ich es erst gar nicht (Perfektionismus).
- ◯ Ich habe Ziele, aber das Impostor-Syndrom hindert mich daran, sie zu verfolgen.
- ◯ Ich bin so sehr vom Leben überfordert, dass mir Ziele im Moment zu viel sind.
- ◯ Ich gerate in die Anforderungsvermeidung, selbst wenn ich mir selbst Ziele setze.
- ◯ Ich habe kein Zeitgefühl - selbst das Planen oder Vorstellen meiner Zukunft fällt mir schwer.
- ◯ Es gibt zu viele Optionen und ich kann mich nicht entscheiden/bin überfordert.

Brain Dump - hier kannst du Gedanken abladen:

Gut gemacht! Du hast dir Zeit genommen, über dich selbst nachzudenken und ehrlich mit dir zu sein. Dieses Bewusstsein ist essenziell. Schnelle Lösungen gibt es nicht, doch die Auseinandersetzung mit deinen tief verwurzelten Überzeugungen und Verhaltensweisen verschafft dir eine hilfreiche Basis, um deine Ziele, Vorhaben und Produktivität neu auszurichten. Auf der nächsten Seite denken wir noch etwas weiter gefasst über Ziele nach.

Vier Arten von Zielen

Ich teile Ziele gerne in vier Hauptkategorien ein. Jede einzelne Kategorie hat einen besonderen Stellenwert in unserem Leben.

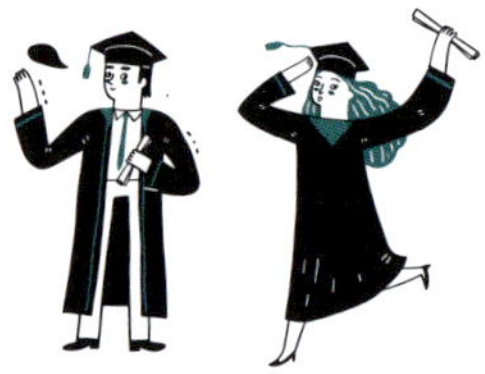

Greifbare Ziele

Greifbar sind solche Ziele, an die fast alle sofort denken. Etwas, das wir vorweisen können, wie eine Promotion, Bildungsabschlüsse, sportliche Erfolge, ein Hauskauf, ein neues Auto, Auszeichnungen oder eine Weltreise.

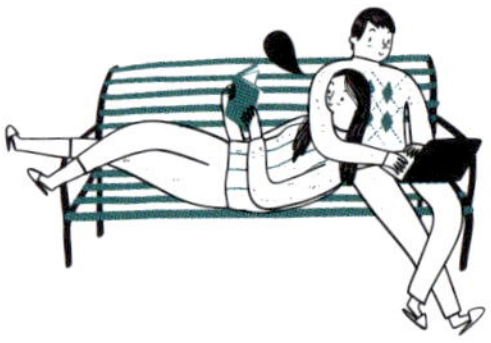

Beziehungsziele

Hierbei geht es um die Qualität deiner Beziehungen mit Menschen, die du dir im Leben an deine Seite wünschst: Lebenspartner oder Ehefrau, Freundschaften, Familie, Mitbewohner, eigene Kinder, Kollegen, ein Sportteam, eine Gemeinschaft.

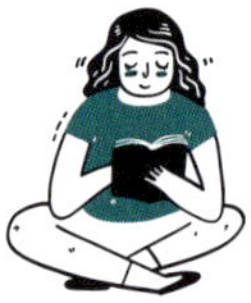

Seelenziele

Seelenziele sind innere Haltungen, Charakterzüge und Tugenden, die du gerne verkörpern willst. Gewöhnlich gelingt es dir nach harten Lektionen im Leben: Indem du dich deinen Ängsten stellst, dir Raum nimmst, für dich einstehst, Rückschläge bewältigst und Selbstvalidierung lernst.

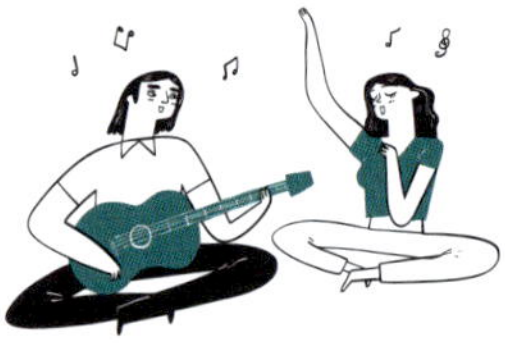

Selbstfürsorgeziele

Selbstfürsorgeziele betreffen deine Beziehung zu dir selbst. Sie sind prozessorientiert, es gibt also keinen konkreten Endpunkt dafür – beispielsweise Ernährung, Hautpflege, Kreativität, Spiel, Sporttraining, Schlaf und Therapie.

Im Leben gibt es mehr, als nur greifbare Ziele zu erreichen. Was empfindest du, wenn du in diesen unterschiedlichen Dimensionen über Ziele nachdenkst?

Das ist erlaubt:

Wir brauchen nicht immer ein formelles Ziel, um uns auf das Lernen oder auf Aktivitäten einzulassen.

Ein formelles Ziel und ein schrittweiser Prozess verleihen einer Aktivität nicht automatisch mehr Wert.

Ausprobieren, sich treiben lassen, es spielerisch angehen oder seinem Instinkt folgen – all dies sind zulässige Formen der Produktivität.

Entdecke deine Ziele

Wenn du dir über deine Ziele unsicher bist, erkunde zunächst deine Interessen, Passionen und Werte. Überlege, was dich wirklich begeistert, und lasse dich von den Erfahrungen anderer inspirieren, die deine Werte teilen. Probiere verschiedene Aktivitäten und Hobbys aus, um etwas zu finden, was dir wirklich Spaß macht, denn dann bist du stärker motiviert. Sei flexibel und offen, deine Ziele anzupassen, wenn du mehr erfährst, und denke daran: Nichts ist ein „Muss". Ein Haus zu kaufen, muss für manche Leute unbedingt sein, während andere sich keine Hypothek ans Bein binden wollen. Beide Entscheidungen haben ihre Berechtigung.

Stelle dir folgende Fragen:

- Was wolltest du seit deiner Kindheit immer schon mal tun? Tust du es schon? Oder würdest du es jetzt am liebsten gerade tun?
- Wann hast du dich im Leben am lebendigsten/unbeschwertesten gefühlt?
- Für welche Menschen würdest du gerne mehr Zeit haben?
- Willst du da, wo du jetzt lebst, für immer leben? Warum bzw. warum nicht?
- Nimmst du dir genügend Zeit für deine Erholung? (siehe „Zehn Arten der Erholung", Seite 79)
- Was hast du schon immer tun wollen, dich aber nicht getraut, es zu versuchen?
- Bist du in deinem Job zufrieden? Würdest du gerne eine andere Tätigkeit in diesem Berufsfeld ausprobieren? Oder willst du eine völlig neue Laufbahn erkunden?
- Welches Land willst du bereisen und warum? Wie kannst du das realisieren?
- Willst du eine neue Sprache lernen? Welche?
- Wenn Geld keine Rolle spielte: Was würdest du dir gerne kaufen, in was investieren, was erleben?
- Wieviel müsstest du im Jahr verdienen, damit dein Leben sehr viel leichter wäre und du die Freiheit hättest, deine Zeit so zu verbringen, wie du es willst?
- Wenn du morgen einen schweren Unfall hättest, der dein Leben verändert – was würdest du bedauern, nicht getan oder nicht erreicht zu haben?
- Willst du eine Familie gründen oder wünschst du dir weiteren Familienzuwachs?
- Was hast du erreicht, das dir überraschend leicht fiel? Willst du das öfter erreichen?
- Welche Herausforderungen reizen dich, weil sie schwierig und sehr ambitioniert sind?

Meine Ziele

Denke über die Fragen der vorherigen Seite nach und notiere hier deine Ziele.

Welche Ziele hast du dir bereits gesetzt?

Welche Ziele sind dir nach dem Lesen der Fragen eingefallen?

Wenn du nicht weißt, *welche Ziele du hast …*

1

Erkunde alles, worauf du dich hyperfokussierst. Nimm es unter die Lupe und spiele damit. Je mehr du darüber erfährst, desto besser.

2

Finde die Muster bei deinen Hyperfixierungen heraus. Diejenige, die dir einfach nicht aus dem Kopf gehen will, aber höllisch Angst macht, ist dein großes Ziel.

3

Trau dich – sprenge das Glas und reiße den Traum aus seiner perfekten gläsernen Hülle heraus. Nur wenn er nicht perfekt ist, ist er real. Lass dich überraschen.

Entscheidungslähmung

Unsere ADHS-Gehirne lieben es, divergent zu sein, und können so lange im Brainstorming-Stadium steckenbleiben, dass wir tatsächlich nie ins Handeln kommen. Wir geraten in ein **„Alles-oder-Nichts-Denken"** (oder in emotionalen Perfektionismus), **d. h. die Bedingungen müssen haargenau stimmen,** damit wir tatsächlich etwas beginnen. Unsere Feinfühligkeit lässt uns über alle möglichen Szenarien, über die Folgen für andere Menschen und manchmal sogar über den tieferen Sinn unseres Daseins nachgrübeln. Manche brauchen Monate oder gar Jahre, um zu entscheiden, in welcher Farbe sie ihr Wohnzimmer neu streichen wollen. Wir empfinden Dinge, die andere nicht wahrnehmen, und das ist in Ordnung.

Entscheidungslähmung, auch „Paralyse durch Analyse" (engl. Analysis Paralysis), rührt oft aus der Angst, sich festzulegen. Wenn wir uns darauf besinnen, dass sich fast jede Entscheidung (außer Kinder zu haben) rückgängig machen lässt, und wenn wir uns ein Umentscheiden gestatten, kommen wir **in kleinen, unperfekten, ungeordneten Schritten** besser ins Handeln. Folgende Ideen mögen außerdem hilfreich sein:

Fünfertrick

Fällt es mir wirklich schwer, eine alltägliche Pflicht zu erledigen, dann wende ich diesen Trick an:

- Ich tue fünf Dinge (nehme z. B. fünf Sachen in die Hand).
- Ich zähle von fünf zurück bis null und fange dann an.
- Ich tue es nur fünf Minuten lang, dann höre ich wieder auf.

Nutze Umgebungsreize

Willst du deinem Gehirn mehr Produktivität antrainieren, dann sind Umgebungsreize unglaublich hilfreich. Das Hören bestimmter Musik oder Tragen bestimmter Kleidung kann uns helfen, leichter in eine Aufgabe hineinzufinden. Wenn im Rahmen eines Projekts die nächste Aufgabe ansteht, zünde eine Kerze an, ändere deine Blickrichtung oder arbeite an einem anderen Ort weiter, z. B. im Café, wo noch andere arbeiten. Das alles sind Signale an dein Gehirn, die sagen: „Bleib dran!" Wiederholungen, z. B. bestimmter Geräusche, Gerüche oder Umgebungen, fördern den Aufbau des Muskelgedächtnisses.

Wenn ich mein Büro betrete, ist oft mein erster Gedanke: „Es riecht nach Arbeit". Auf bewusster Ebene registriere ich das nicht, doch da ist ein bestimmter Holzlackgeruch, der mein Gehirn unbewusst auf Aktion einstimmt.

Visualisiere das Positive und Negative

Die Forschung zeigt, wie sehr es zur Selbstmotivierung beiträgt, wenn wir uns vorab im Detail vorstellen, wie unser erreichtes Ziel aussieht und wie es sich anfühlt. Diese häufig als „Verbinden mit seinem Warum" bezeichnete Technik ist ein persönlicher Prozess, der bei jedem Menschen anders verläuft. Im Verlauf dieser Visualisierung aktivieren wir unsere Emotionszentren und verankern das Ziel als Priorität in unserem Bewusstsein.

Eine weitere effektive Technik der emotionsgesteuerten Visualisierung ist, sich das Worst-Case-Szenario auszumalen. Was passiert, wenn du dieses Ziel nicht erreichst? Willst du beispielsweise Geld für deine Rente sparen, dann stellst du dir vor, im Alter finanziell nicht über die Runden zu kommen (keine schöne Vorstellung). Dies kann dich motivieren, etwas dagegen zu tun.

Bedenke: Keine Entscheidung ist auch eine Entscheidung.

Was steckt hinter Prokrastination?

Gerade wenn es um Tätigkeiten geht, die ein hohes Maß an Selbststeuerung und -regulation erfordern, neigen viele Menschen dazu, diese erst einmal aufzuschieben (lat. procrastinare). Zahllose Tipps und Tricks verraten uns, wie wir das Gehirn zum Laufen und Dranbleiben bringen, aber **warum** ADHS-ler scheinbar unproduktiver sind, thematisieren Experten nur selten.

Das überrascht kaum, denn ein Schüler, der in der Schule schlechte Leistungen bringt, wird von Lehrern und Eltern schnell bestraft oder erhält Lernstrategien und Unterstützung, doch nach den Ursachen seiner mangelnden Produktivität wird kaum gefragt. Und selbst wenn, mangelt es in unserer Gesellschaft an einer gemeinsamen Sprache, um die verschiedenen Neurotypen, Lernstile und die meist damit einhergehende kognitive Dissonanz (fehlende Übereinstimmung von Handlungen und Intentionen) untersuchen zu können. Viele Schüler wissen nicht, wie sie ihre Unmotiviertheit begründen sollen. Nach jahrelanger Schulzeit haben wir den Ansatz verinnerlicht und fragen uns oft nicht mehr, warum wir prokrastinieren.

Entweder wir bestrafen und kritisieren uns selbst, oder wir werden schlicht süchtig nach neuen Produktivitätstricks. Wir reden uns ein, uns würde nur noch das richtige Werkzeug fehlen, mit dem wir unsere blockierte Zielstrebigkeit und Ausdauer knacken und endlich „unser Potenzial ausschöpfen".

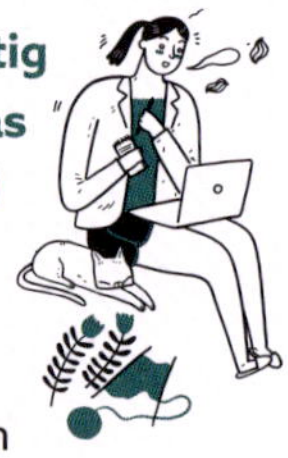

Produktivität und Prokrastination sind zwei Seiten derselben Medaille. Wir können nicht über Produktivität sprechen, ohne Prokrastination zu nennen. Und wir können nicht über Prokrastination sprechen, ohne die **Weisheit der Prokrastination** zu erwähnen.

Kognitive Dissonanz ist ...	der mentale Konflikt, wenn unsere Handlungen oder Ziele im Widerspruch stehen zu unseren Überzeugungen, unseren Werten und unserer authentischen Selbstentfaltung.

Widerstandsbarrieren

Prokrastination hat eher keinen guten Ruf – und doch halte ich sie für unglaublich wichtig und aufschlussreich, wenn es darum geht, unser Bestes zu geben.

Im Kern ist unsere Prokrastination vor allem Widerstand. Ein Teil von uns will ein Ziel vorantreiben, aber andere (lautere) Teile treten auf die Bremse, weil es ihnen noch an Informationen, Sicherheit oder emotionaler Bestätigung fehlt, die sie brauchen. Diese nenne ich „Widerstandsbarrieren". Meiner Ansicht nach entsteht Prokrastination als Folge innerlicher Konflikte, die wir nicht klar benennen können, und als Folge unausgesprochener Fragen, auf die wir noch keine ausreichenden Antworten gefunden haben.

Dieses gedankliche Hin und Her in unserem Kopf zerrt am Ende schmerzhaft in uns. Und weil wir konditioniert sind, vor Schmerzen wegzulaufen, sind Leugnung und Entscheidungslähmung das Ergebnis. Wenn wir erkennen, dass Prokrastination eine Einladung an uns ist, Fragen zu stellen und Klarheit zu gewinnen, müssen wir nicht mehr den Kopf in den Sand stecken. Mit uns ist nichts verkehrt – tatsächlich zeigt uns die Prokrastination, dass wir kritisch über unsere Situation nachdenken!

Ist Prokrastination nicht einfach nur Langeweile?

Moment, höre ich dich sagen – unausgesprochene Bedenken sind bei mir nicht das Thema, sondern ich verliere die Leidenschaft für ein Projekt und langweile mich. Deshalb schiebe ich es vor mir her. Wenn du ADHS hast, kennst du diesen echten psychischen Schmerz, den Langeweile bei dir auslöst und der so stark ist, dass du ihn körperlich spürst.

Wir empfinden einen inneren Konflikt, wenn uns eine Beziehung oder ein Projekt langweilt, wir aber wegen gesellschaftlicher Normen verpflichtet oder gebunden sind, sie fortzusetzen. Vielleicht wollen wir unseren nervigen Job kündigen, aber er ist gut bezahlt und wir müssen für ein Haus sparen. Wir lieben unsere Kinder, aber das ständige Daheimsein mit den Kleinen ist manchmal in einem solchen Maße unterstimulierend, dass es uns körperlich wehtut. Und wenn wir zugeben, wie sehr uns Fingermalen und Bilderbücher langweilen, fühlen wir uns als schlechte Eltern (ich spreche aus eigener Erfahrung). Dieser innere Konflikt, seien es Schuldgefühle oder andere Gründe, kann prokrastinierendes Verhalten auslösen.

Nach gängiger Lehrmeinung der produktivitätsorientierten Welt ist Prokrastination ein absolutes No-Go. In vielen Fällen aber ist sie für ADHS-ler ein wichtiges Signal. Tatsächlich kann sie ein Indikator dafür sein, dass wir überfordert, ausgebrannt und falsch ausgerichtet sind. Unser Körper und unser Gehirn wehren sich gegen die vielen To-dos, weil sie schlichtweg zu müde sind, noch länger zu kooperieren.

Wenn du das Senden einer E-Mail oder das Zubereiten des Mittagessens hinauszögerst, prokrastinierst du vielleicht einfach. Doch bei ADHS-lern, die sensible Denkerinnen und Denker sind, kann Prokrastination ein Zeichen der tieferen Unzufriedenheit und kognitiven Dissonanz hinsichtlich der aktuellen Gestaltung ihres Lebens sein.

Prokrastination erleben wir z. B. dann, wenn …

- uns Job oder Karriere nicht glücklich machen oder begeistern.
- Beziehungsprobleme oder andere Lebensumstände uns Sorgen bereiten.
- wir keine Hobbys oder Interessen finden, die uns inspirieren.
- uns nervige Verpflichtungen überfordern und überlasten.
- uns die Arbeit oder das Versorgen von Angehörigen ermüdet und auslaugt.

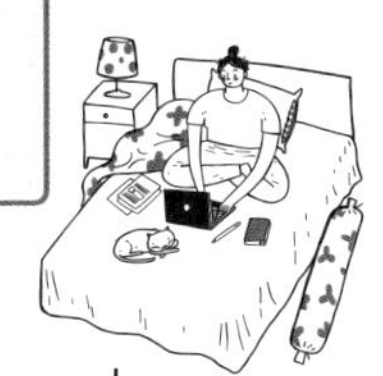

Was signalisiert uns die Prokrastination?

Ich bin der festen Überzeugung, dass unser ADHS-Nervensystem ein tiefes und grundlegendes Bedürfnis nach kreativer Herausforderung und uns beflügelnden Aktionen hat. Wenn wir diese Dinge nicht tun, können wir körperlich krank werden. Dazu kommt unser sehr reales Bedürfnis nach Unterstimulation, Ungestörtheit und einem Ort der Ruhe.

Prokrastination ist eine Form des Widerstands, habe ich gelernt, und sie signalisiert mir, dass ich aus der Spur geraten bin und meine neurologischen Grundbedürfnisse nicht erfüllt sind.

Wenn ich einen neuen Job suchen will, es aber vor mir herschiebe, könnte es daran liegen, dass ich nicht genügend Zeit und Raum habe, um zu überlegen, was ich wirklich will und brauche. Oft wird unser Gehirn dann, wenn wir unsere inneren Konflikte ehrlich reflektieren und einige davon lösen, wieder angespornt, was unsere Passion und Vitalität neu entfacht.

Prokrastination ist eine Form des Widerstands, der uns signalisiert: „Ich bin mit mir nicht im Einklang und meine grundlegenden neurologischen Bedürfnisse werden nicht erfüllt."

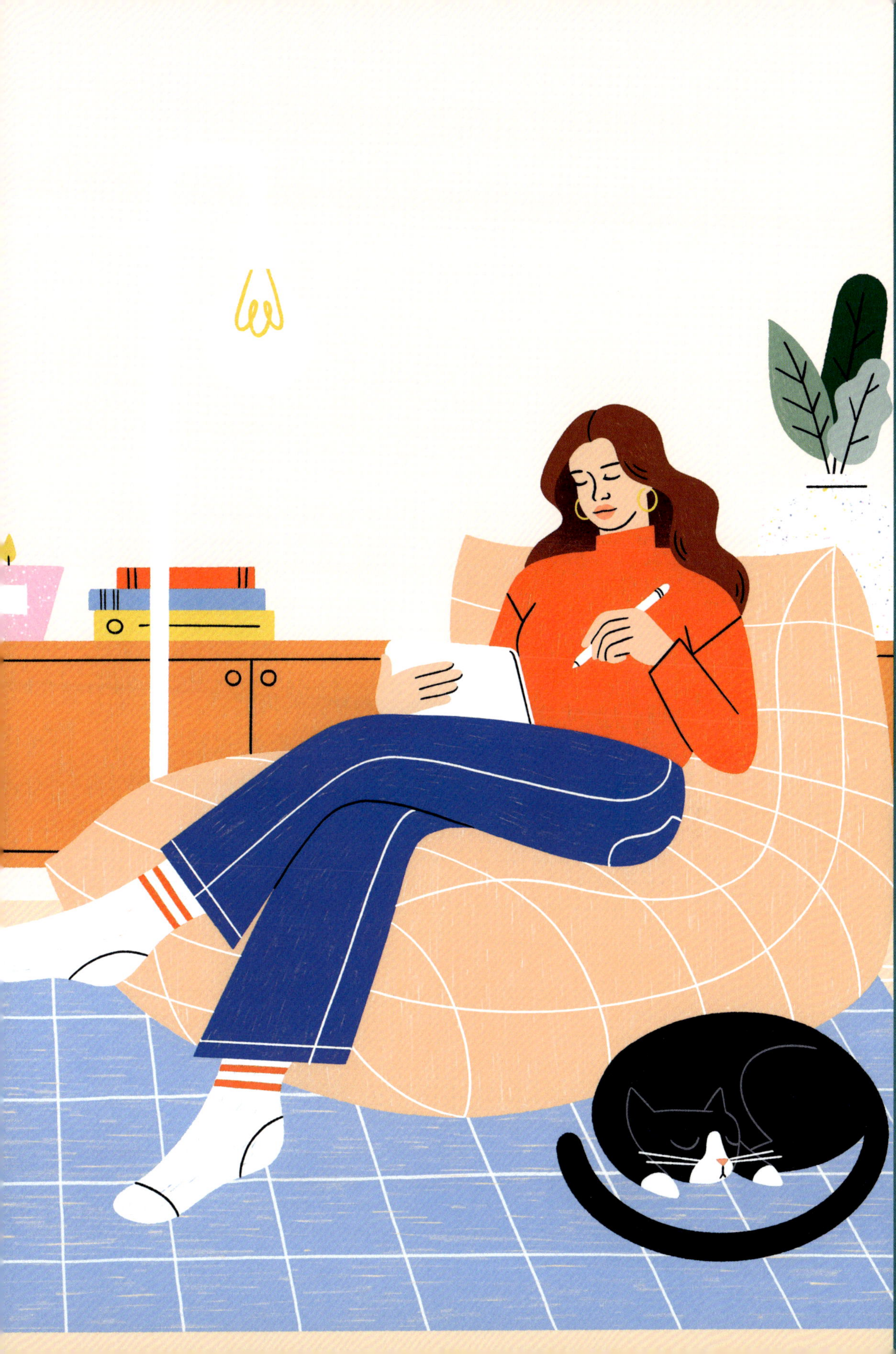

Anforderungsvermeidung

Hast du dich auch schon einmal um Aufgaben gedrückt wie Putzen, Zahnarztbesuche, das Ausfüllen von Formularen oder Einreichen von Stundennachweisen? Menschen mit ADHS sind für die sogenannte Anforderungsvermeidung (engl. Demand Avoidance) bekannt. Angesichts von Zeitplänen und Terminen anderer Leute, die etwas von uns wollen, schwindet unsere Motivation an irgendeinem Punkt völlig dahin. ADHS-ler sind dafür besonders anfällig (auch wenn das nicht ausschließlich bei ADHS vorkommt). Meiner Meinung nach wird die Anforderungsvermeidung grundlegend missverstanden.

Das Leben als verantwortungsbewusste Erwachsene verlangt von uns, auch für langweilige, unliebsame Aufgaben regelmäßig Motivation aufzubringen. Für Menschen mit ADHS ist das häufig besonders schwierig, weil unser Grundbedürfnis nach Freiheit stärker ausgeprägt ist. Wir empfinden die Verpflichtungen als Erwachsene oftmals als einengend und sehnen uns danach, authentische Entscheidungen zu treffen.

Untersuchungen aus den letzten fünfzehn Jahren verweisen darauf, wie entscheidend bei Menschen mit ADHS ein höheres Maß an Kontrolle, Sinnhaftigkeit und Freiheit für deren Wohlbefinden, Glück und exekutive Funktionen ist.

Möglicherweise erleben wir deshalb so häufig Anforderungsvermeidung, weil wir unbewusst die mangelnde Entscheidungs- und Kontrollmöglichkeit über unser alltägliches Leben ablehnen. Laut einer Studie von 2020 über unmotivierte College-Studierende mit ADHS war der Mangel an Autonomie eine ständige Quelle ihrer Frustration. Aus einer anderen Forschungsarbeit geht hervor, dass die chronische Nichterfüllung von Autonomiebedürfnissen zu Gefühlen der Hilflosigkeit und zu emotionaler Dysfunktion führt.

ADHS-ler haben ein gewaltiges Unabhängigkeitsbedürfnis

Diese wissenschaftlichen Erkenntnisse bestätigen eine in der ADHS-Community schon lange bekannte Wahrheit. Wir haben ein tiefes und legitimes Bedürfnis, autonom zu sein und das zu tun, was uns anregt – und das kann sich jeden Tag ändern. Es ist weder Luxus oder unangenehm, ganz und gar nicht – es ist eine Notwendigkeit für uns, wenn wir gesund und erfüllt sein wollen. Unser Bedürfnis nach Selbstbestimmtheit ist ein beharrlicher Teil von uns und so in unserem Wesen angelegt. Wenn wir gestärkt sind, kann diese Autonomie für uns selbst und unser Umfeld extrem bereichernd sein.

Ist die Anforderungsvermeidung unser Protest gegen von anderen auferlegte Zeitpläne und gesellschaftliche Strukturen, könnten wir dann nicht gegensteuern, indem wir **mehr tun, was wir eigentlich wollen?** Könnte die Anforderungsvermeidung nicht ein Zeichen sein, dass wir uns nicht die Bedingungen gewähren, in der Sonne zu liegen, unseren (wie auch immer trivialen) Passionen nachzugehen und neugierig, experimentierfreudig und kreativ zu sein?

Persönlich habe ich festgestellt, dass meine neurodivergenten Kernbedürfnisse befriedigt werden, wenn ich im Kalender Zeit zum Tagträumen, Gedichte lesen und Schreiben blocke. Das fühlt sich zwar fast wie Rebellieren an, aber so wächst – schrittweise – meine Toleranz für „Dopamin-arme" Aufgaben. Indem ich bestimmte Aspekte meines Lebens kompromisslos unter Kontrolle habe, gewinne ich mehr Energie für langweilige, aber unerlässliche Pflichten.

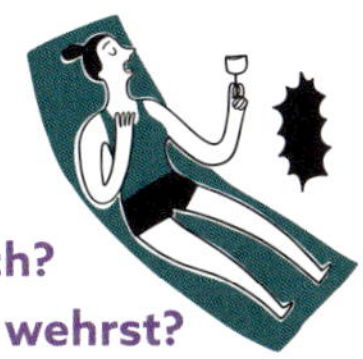

Das führt mich zu der Frage: Was willst du wirklich tun – und tust du es auch? Wenn nicht, wundert es dich dann, wie sehr du dich gegen Anforderungen wehrst?

Ich möchte hier nicht naiv vorschlagen, dich mit dem Chef zu überwerfen und zu kündigen, um in Vollzeit deine Leidenschaften auszuleben – so einfach ist es im Leben oft nicht. Aber ich lade dich ein, in dieser Frage einmal aus unserem klassischen ADHS-„Alles-oder-Nichts-Denken" auszusteigen und nach einem sanften Mittelweg zu suchen.

Ideen zum Ausprobieren:

- Reserviere im Kalender jeden zweiten Samstag sechs Stunden zum ungestörten Hyperfixieren.
- Plane alle drei Monate in einem Airbnb in der Umgebung eine Übernachtung für deine „kreative Seelenauszeit" ein.
- Ziehe in Betracht, deine Arbeitszeit auf vier Tage die Woche zu reduzieren. Freitags in deinem ruhigen Zuhause zu werkeln, ist für dein geistiges Wohl essenziell wichtig. Wenn die Vier-Tage-Woche für Miete oder Darlehen nicht reicht, denke über die Vorzüge einer kleineren Wohnung nach.
- Arbeite weiterhin Vollzeit, aber verbringe zwei Wochen deines Jahresurlaubs mit deinem Wunschprojekt/Hobby, statt in Urlaub zu fahren. Für ADHS-ler kann die Beschäftigung mit Lieblingsdingen regenerierender sein, als am Strand zu liegen.

Widrige Lebensphasen

Wichtig bei der Diskussion über Kernbedürfnisse und Freiheit ist, dass uns in schwierigen Phasen manchmal die Autonomie im Leben genommen wird – etwa wenn wir uns um kleine Kinder, kranke oder pflegebedürftige Angehörige, betagte Eltern oder unsere eigene Erkrankung kümmern, in finanzieller Not, bei Umbrüchen im Leben oder Naturkatastrophen. In solchen Phasen fällt die Vorstellung der eigenen Lebensgestaltung mitunter schwer. Wir nehmen das Leben Tag für Tag, Stunde für Stunde – manchmal Atemzug für Atemzug.

„Das zu tun, was du wirklich tun willst", ist ein Ideal und vielleicht im Moment nicht realisierbar für dich. Wenn diese Phase aber endet (auch sie geht vorbei), wird die Erkundung deiner eigenen Selbstverwirklichung zu einem wichtigen Teil deiner Genesung. Dieses Recht steht dir zu – es ist ein grundlegendes Bedürfnis, kein Luxus.

Deine Gedanken

In welchen Bereichen ist dein Autonomiebedürfnis stark? Wie könntest du es erfüllen?

Unterbrich die Anspannung durch Tanzen oder somatische Bewegungen. Du musst nicht gut tanzen können – allein durch Schwingen, Beugen und Bewegen der Arme kannst du muskuläre Verspannungen lösen.

Löse angestaute Gedanken und lasse sie durch freies (nicht unterbrochenes) Schreiben wieder strömen. Wenn du nicht weißt, was du schreiben sollst, schreibst du: „Ich weiß nicht, was ich schreiben soll" – so oft, bis du es weißt. Es muss keinen Sinn machen und du kannst das Blatt anschließend verbrennen, wenn du möchtest.

Ultimative Ideen, wenn du nicht weiterkommst:

Probiere eine einfache Atemtechnik aus, die sich „physiologischer Seufzer" nennt. Dabei atmest du bewusst tief ein und mit einem langen, zufriedenen Seufzer wieder aus. Lass deine Schultern fallen und spüre, wie der Stress deinen Körper und dein Gesicht verlässt. Wiederhole die Übung drei Mal.

Richte dir einen <u>privaten</u> Instagram- oder anderen Social-Media-Account ein, auf dem du über deine Ziele sprichst und dich dabei aufnimmst. Die Idee dahinter ist, einen Raum zu haben, in dem du schnell etwas teilen kannst, ohne dass dabei deine Videodateien verloren gehen. Du kannst dir auch selbst Sprachnachrichten auf deinem Handy hinterlassen.

Deine Gedanken

Die Momente, in denen du nicht weiterkommst, solltest du für dich neu deuten, denn sie sind **eines der größten Geschenke deiner Produktivität**. Sie können dir wertvolle Einsichten geben und helfen, deinen eingeschlagenen Kurs zu korrigieren. Schreibe auf, wie du dich verhältst, wenn du Entscheidungslähmung, Prokrastination und Anforderungsvermeidung erlebst. Durch dein bewussteres Wahrnehmen kannst du sie unterbrechen, um deine Situation mit Neugier zu überdenken und zu betrachten.

Was könnte dir deine Entscheidungslähmung sagen?

Welche Weisheit verbirgt sich in deinem Prokrastinieren?

Was kannst du aus deiner Anforderungsvermeidung lernen?

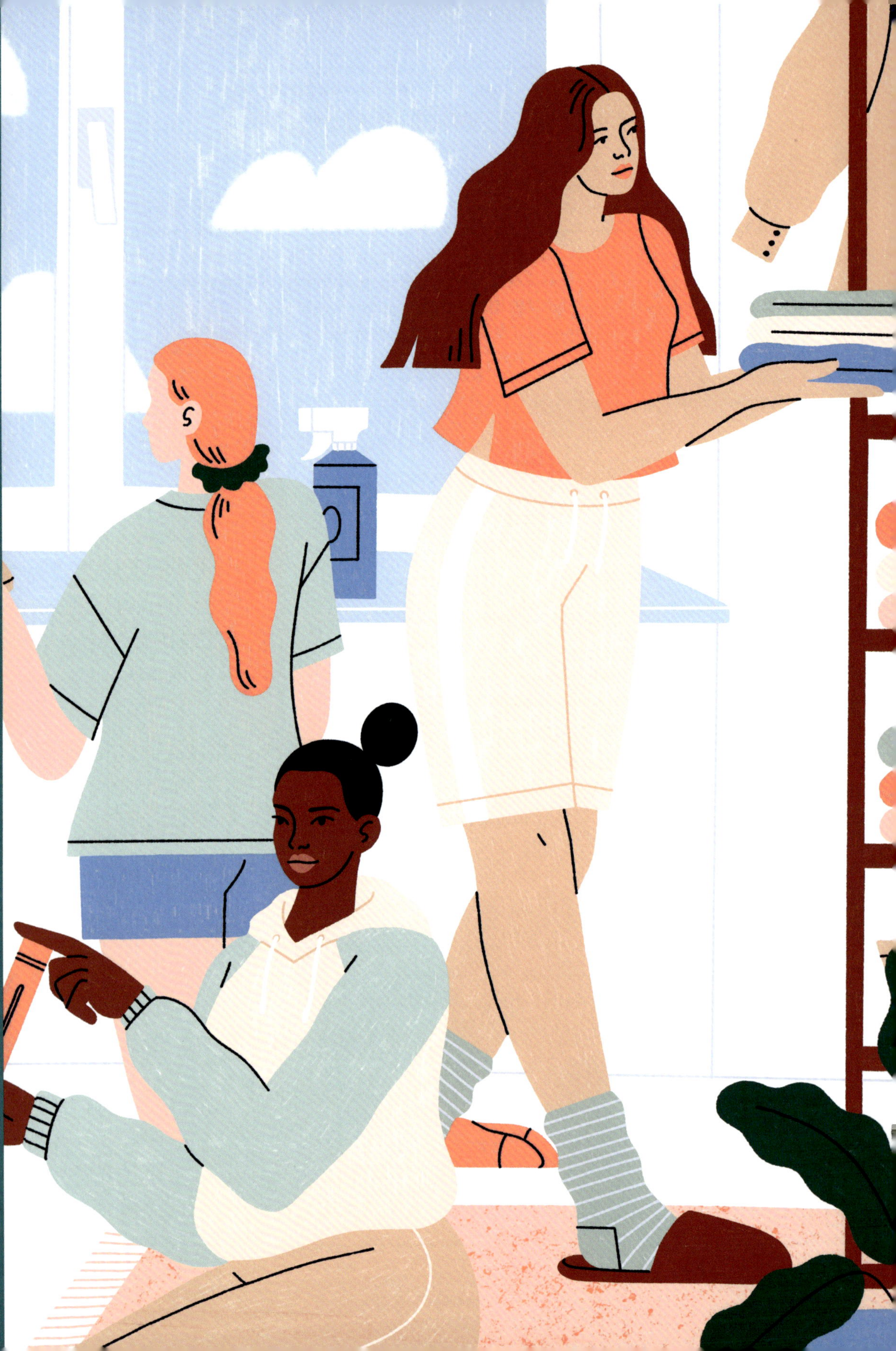

Body Doubling

Der Begriff Body Doubling („Körperverdopplung") wird in der ADHS-Community für eine Technik verwendet, bei der man in Anwesenheit einer anderen Person arbeitet und dadurch produktiver wird. Als Body Double kann z. B. ein Freund oder ein Familienmitglied fungieren. Sie sind unsere externen Motivatoren oder Anker, erden uns und helfen uns, bei der Sache zu bleiben. Man muss sich nicht mit derselben Aufgabe beschäftigen und nicht einmal im gleichen Raum sein. Auch über Video-Chats oder spezielle Webseiten kann man sich „doubeln".

Geeignete Aufgaben für Body Doubling:

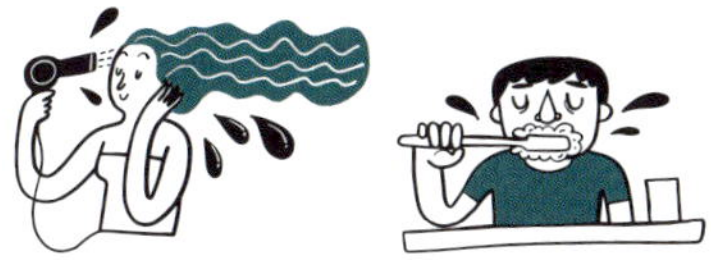

Selbstfürsorge + Hygiene

Zähneputzen, Duschen, Sport treiben, Hautpflege, Meditation, Spazierengehen

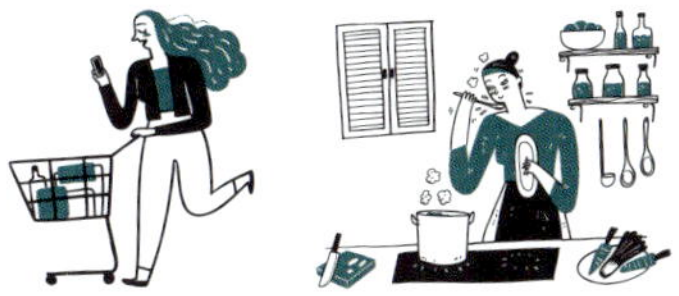

Einkaufen + Mahlzeiten zubereiten

Rezepte aussuchen, Lebensmittel einkaufen, Kochen, Geschirr spülen, Müll entsorgen

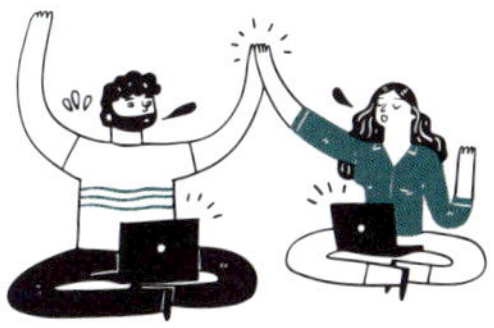

Administration von Alltag + Arbeit/Studium

Steuer erledigen, Arbeiten/Lernen, Recherchieren, Prioritäten festlegen, Delegieren, Daten sichern

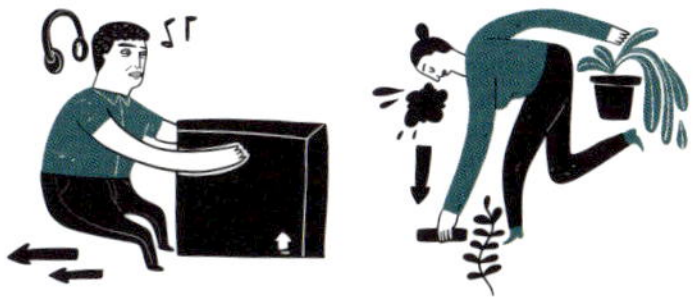

Tätigkeiten im Haushalt

Putzen, Aufräumen, Rasen mähen, Entrümpeln, Umziehen

Deine Gedanken

Welche Aufgaben fallen dir schwer, und wer könnte dein Body Double sein?

Hyperfokus

Die Begriffe Hyperfokus und Hyperfixierung beschreiben den Zustand einer so extremen, intensiven Konzentration auf ein Projekt oder ein bestimmtes Interesse, dass man die Außenwelt und alle Verantwortlichkeiten ausblendet. Du kennst dieses Gefühl: Etwas hat deine Neugier geweckt und impulsiv verfolgst du diese Sache nun bis in die tiefsten Winkel. Das kann sich so äußern, dass du etwas intensiv recherchierst oder acht Stunden am Stück ungeplant Videos schaust. Mitunter bringt eine Hyperfixierung etwas völlig Innovatives hervor, das wir unbedingt umsetzen wollen. ADHS-ler spüren regelrecht einen emotionalen Sog, der sie in ein Interessensgebiet hineinzieht, und wenn sie dabei unterbrochen oder an der Fortführung gehindert werden, kann es körperlich und emotional schmerzhaft sein.

Hyperfokussieren ist ein bei ADHS häufig beschriebenes Merkmal. Eine Studie von 2021 brachte es mit verbesserter Leistungsfähigkeit in Verbindung, doch bislang mangelt es an wissenschaftlichen Untersuchungen zu Hyperfokus und ADHS. Vieles lernen wir allerdings aus anderen Erkenntnissen, etwa aus Studien über ein verwandtes Phänomen, den sogenannten „Flow-Zustand", oder auch den Zusammenhang zwischen Emotionen wie Neugier und gesteigerter Aufmerksamkeit sowie Lern- und Merkfähigkeit. In einer Studie von 2017 wiesen Forschende darauf hin, in welchem Maße Dopamin das Lernen unterstützt, da es die Verknüpfung zwischen unseren Gehirnzellen stärkt. Daher werden Informationen mit höherer Wahrscheinlichkeit im Langzeitgedächtnis gespeichert.

Wenn wir ADHS-ler in den Zustand des Hyperfokus geraten, sind wir hochgradig stimuliert und „eingesperrt". Offenbar verpasst das Hyperfokussieren auf etwas Neues, das uns begeistert, unserem ADHS-Gehirn einen gewaltigen Dopaminschub (und andere chemische Substanzen). Dieser Dopaminstoß versetzt uns in die Lage, ein neues Thema oder eine neue Fähigkeit in kurzer Zeit zu erlernen, dieses Wissen zu behalten und Zusammenhänge herstellen zu können.

Für ein ADHS-Gehirn hat Stimulation oberste Priorität. Das ist der Grund, warum wir unser Zeitgefühl verlieren und alltägliche Bedürfnisse und Pflichten ignorieren, wie zu essen, zur Toilette zu gehen oder Wasser zu trinken. Doch die positive Erkenntnis in dieser Studie von 2021 ist: Menschen mit ADHS verlieren im Verlauf ihrer Hyperfokussierung auch ihr „reflektierendes Selbstbewusstsein". Was wiederum dazu führt, dass sie frei von Selbstverurteilung kreativ sein und handeln können. Das sind die besonders magischen Momente.

Das Dopamin unserer letzten Hyperfixierung hält eine Zeitlang an, bis Langeweile aufkommt. Sobald wir das Interesse verlieren, kann sich das, was uns zuvor fasziniert hat, todlangweilig anfühlen. So geraten manche ADHS-ler in den „Hyperfokus-Kreislauf".

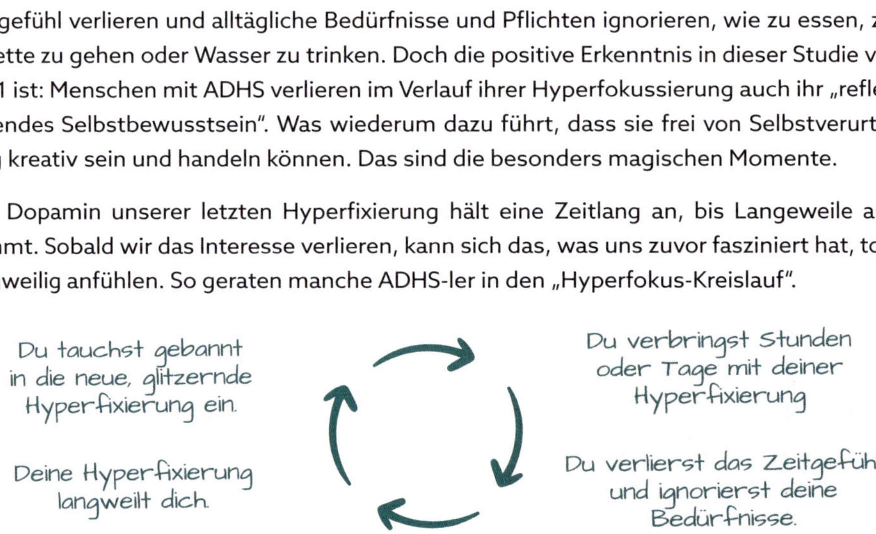

Der Langstreckenflug

Wenn wir an Projekten arbeiten, die mit unseren Zielen und Werten im Einklang stehen, und unsere Hyperfokuskompetenz als „zündenden Treibstoff" nutzen, können wir bemerkenswerte Ergebnisse erzielen. Die Hyperfokussierung ist für Nicht-ADHS-ler schwer vorstellbar. Ich habe daher eine Metapher entwickelt, die ich „Langstreckenflug" nenne und die sowohl das mentale als auch das körperliche Gefühl dieses Zustands beschreibt.

Vier Stadien der Hyperfokussierung: der Langstreckenflug

1 Auf dem Rollfeld: im Wartemodus

ADHS-ler suchen unentwegt neue Stimulationsquellen. Wir befinden uns in dieser Phase auf dem Rollfeld und können dann ziemlich aufgeregt sein.

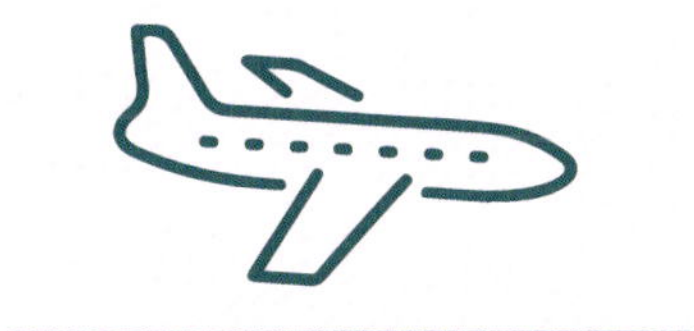

2 Beim Start: in ungebremstem Tempo

Endlich! Unsere Neugier ist geweckt, die Koordinaten stehen fest, wir geben unvermittelt Gas und heben ab – bereit zum Eintauchen in den Hyperfokus. Es ist sehr schwer, uns beim Abheben zu bremsen.

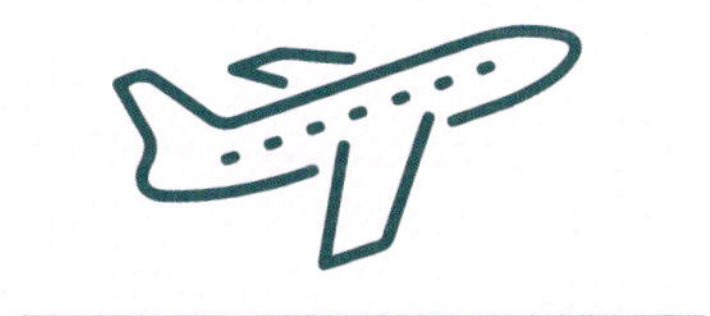

3 Im Flugmodus: Hyperfokus

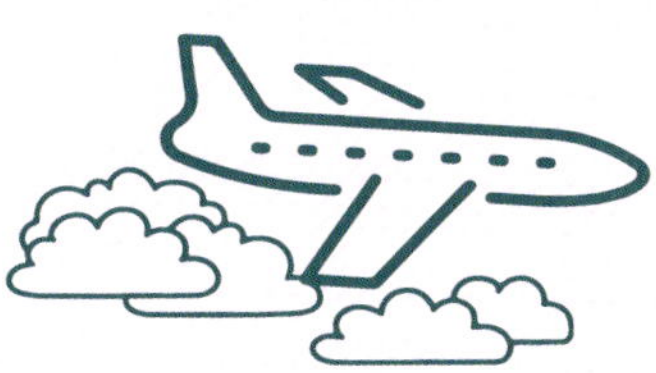

Wir fliegen in großer Höhe und legen in wenigen Stunden enorme Distanzen zurück. Unterbrechungen können sich schrecklich anfühlen und wenn wir abgelenkt (aus dem Hyperfokus gerissen) werden, ist das sehr stressig.

4 Bei der Landung: Verlassen des Hyperfokus

Wie ein Flugzeug im Sinkflug aus einer Höhe von 9.000 Metern beenden wir unsere Hyperfokus-Episode … Unsere Aufmerksamkeit wird flacher, wir gleiten aus und landen schließlich.
Ich persönlich fühle mich danach oft wie bei einem Jetlag.

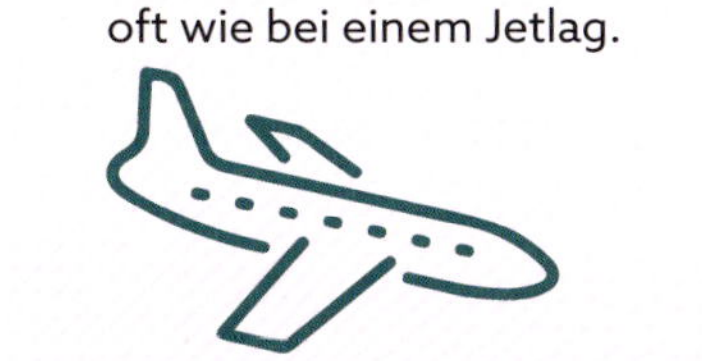

Die Angst, dass der Funke erlischt

Unserem konstanten Kreislauf neuer Hyperfixierungen liegt etwas Tieferes zugrunde, das meinem Gefühl nach eine Art Trauer ist. Das Gehirn von ADHS-Betroffenen leidet erwiesenermaßen an einer Dysfunktion des Dopamin-Belohnungssystems. Wenn die Dopaminspeicher zur Neige gehen, sind neue Hyperfixierungen frische Dopaminquellen. Schillernde Verlockungen sind unser biologisches Bedürfnis. Wir ADHS-ler verlieben uns in ein neues Projekt, und zwar Hals über Kopf und intensiv. Zeitweilig können wir an nichts anderes denken und von nichts anderem sprechen. „Diesmal fühlt es sich anders an", meinen wir.

Wir trauern, wenn die Begeisterung schwindet

Reden wir über das unausgesprochene Trauern, das uns übermannt, wenn die anfängliche Euphorie nachlässt. Es erscheint trivial und daher fehlt uns für diese Art von Trauer eine Sprache. Für uns fühlt es sich jedoch an wie der Verlust einer Liebe.

Nicht alle Hyperfixierungen haben den gleichen Stellenwert. Es ist wahrscheinlich okay, wenn uns der saure Melonen-Slush, den wir letzte Woche auf unserem täglichen Heimweg geschlürft haben, plötzlich nicht mehr anlacht. Bestimmte Leidenschaften haben allerdings tiefere Bedeutung für uns. Uns begleitet ein ständiges Gefühl der Trauer, wenn wir wiederholt den Verlust von etwas erleben, das uns zuvor tief vereinnahmt hatte – sei es ein Karriereweg oder eine Freundschaft, ein Abschluss, ein Nebenjob, Hobby oder Renovierungsprojekt.

Wenn wir ständig unsere Projekte abbrechen, ziehen wir uns irgendwann zurück und werden zögerlicher und skeptischer, was unsere Intuition angeht. **Wir wollen keine Verpflichtung eingehen, eben weil uns so viel daran liegt.** Das ist ähnlich wie bei einer Bindungsphobie in Beziehungen. Wurdest du schon einmal verletzt, fällt es dir schwer, über zwei Dates hinauszukommen. Sobald du jemanden Besonderes kennenlernst, sabotierst du dich ganz schnell selbst, weil du den Schmerz einer eventuellen Trennung nicht erleben willst – du hast so viel zu verlieren. Ähnlich gehen wir vielleicht mit Träumen um, die uns sehr am Herzen liegen.

Wir halten unsere größten Ziele auf Distanz, weil wir nicht wissen, ob wir ein potenzielles Scheitern überleben würden – unser Traum könnte wenige Wochen oder Monate später zerplatzen. Also gehen wir lieber auf Nummer sicher und bewahren unsere Träume. In unserer Vorstellung verriegelt, sind sie perfekt.

In dem Moment, da wir sie aktiv angehen, existieren sie in der wirklichen Welt, d. h. sie sind nicht mehr perfekt. Sie verändern sich, enttäuschen uns möglicherweise. Aber vielleicht überraschen sie uns auch und verändern unser Leben mehr, als wir je zu erhoffen wagen.

Diese defensive Spielweise nimmt uns so viel. Wir verpassen Gelegenheiten, uns für eine Leidenschaft zu begeistern und dieser ein Leben lang nachzugehen. Wir verpassen die Chance, uns selbst zu beweisen, zu welch großartigen Dingen wir fähig sind. Wir leben voller Bedauern und Was-wäre-wenns, und wünschen uns, Chancen ergriffen zu haben.

Eines ist sicher: Wenn unsere Ziele in unserem Inneren eingesperrt bleiben, weil wir Angst vor dem Scheitern haben, geschieht nichts. Wenn wir die Angst loslassen und unsere Ziele verfolgen, werden sie sich weiterentwickeln und verändern, aber **es geschieht etwas**.

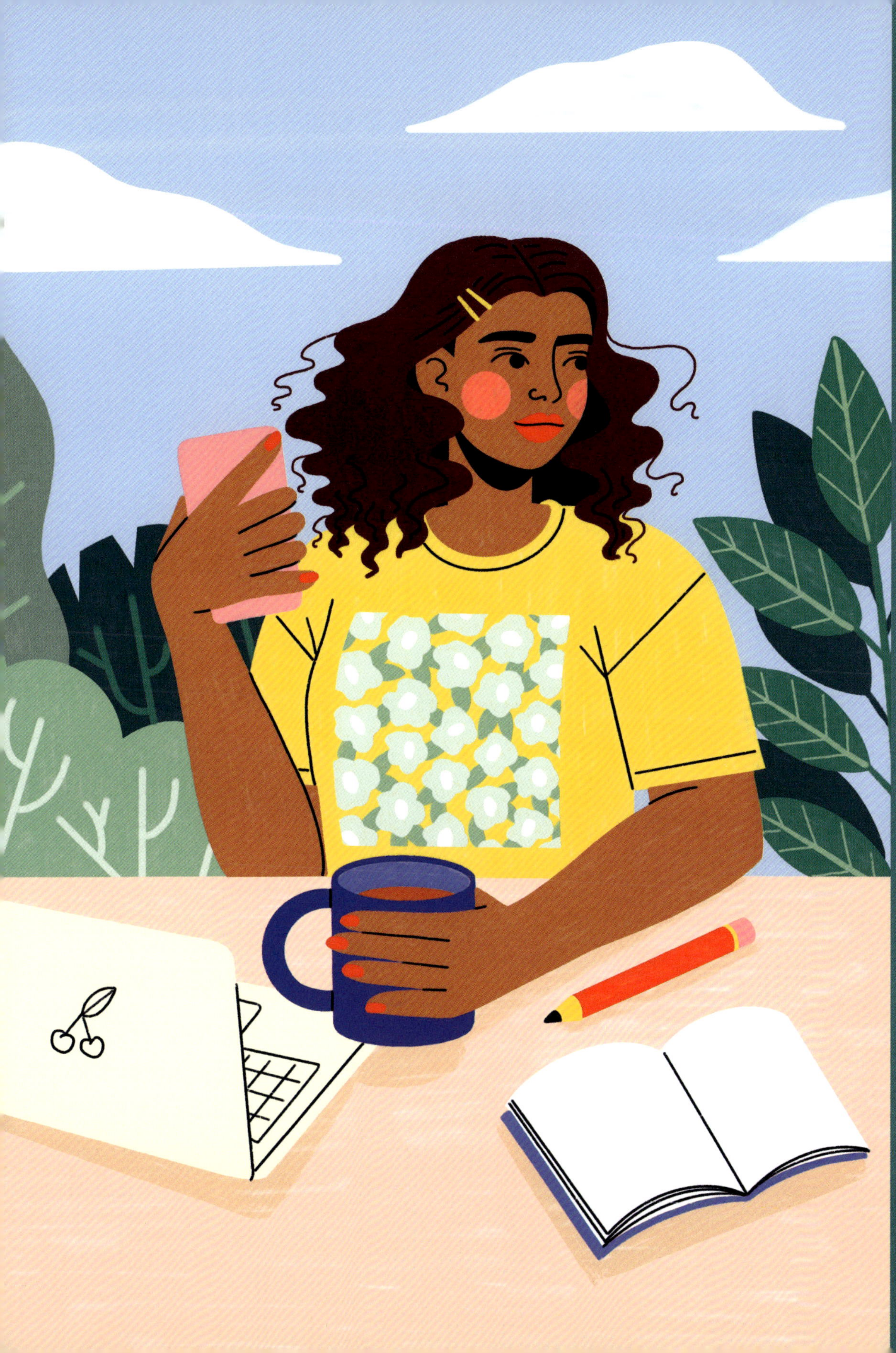

Vorsicht Falle: Selbstgespräche können unsere natürliche ADHS-Kreativität und ADHS-Neugier ersticken:

„Ich muss es auf Anhieb perfekt hinbekommen."

„Es muss exakt so sein, wie ich es mir vorstelle."

„Wenn es nicht perfekt ist, habe ich komplett versagt und Zeit verschwendet."

Hohe Ansprüche und eine klare Vision von unseren Träumen zu haben, bedeutet auch, dass wir von der Größe unserer Ziele schnell eingeschüchtert sind.

Warum uns Dinge überfordern

Um es mit Oscar Wilde zu sagen: „Manche Dinge sind zu wichtig, um sie ernst zu nehmen." Wir ADHS-Menschen nehmen unsere Ziele und Ambitionen sehr ernst. Wir engagieren uns intensiv und sind oft ziemlich perfektionistisch. Aufgrund dieser emotionalen Intensität neigen wir dazu, den Wert eines Projekts an seinem Resultat zu messen. Erreichen wir nicht, was wir uns vorgestellt haben, sind wir daran gescheitert. Ein Neudefinieren von Produktivität kann so aussehen, dass wir neugieriger und spielerischer unsere Ziele verfolgen.

Wenn wir ADHS-ler uns für etwas interessieren, sprudeln wir über vor Neugier, Kreativität und Initiative, verstricken uns aber in Ungeduld („Ich muss es auf Anhieb perfekt hinbekommen"), in unseren Vorstellungen („Es muss exakt so sein, wie ich es mir vorstelle") und in starrem Denken („Wenn es nicht perfekt ist, habe ich total versagt und Zeit verschwendet").

Hohe Ansprüche und klare Visionen unserer Träume bedeuten, dass uns die Größenordnung unserer Ziele schnell einschüchtert. Unserem Gefühl nach steht enorm viel auf dem Spiel, und für uns ist das auch tatsächlich so. **Bei meiner Arbeit an einem kreativen Projekt bin ich in der Regel ziemlich aufgeregt und aufgewühlt, weil es mir so viel bedeutet. Ich will das Projekt unbedingt so umsetzen, dass das Ergebnis ihm wirklich „gerecht wird".** Ich kann es kaum erwarten, fertig zu werden, und es quält mich regelrecht, noch nicht am Ziel zu sein.

Ich habe festgestellt, dass bei den Projekten, die mir besonders am Herzen liegen, irgendwann eine Schwelle erreicht ist. Ich kann ein paar Tage daran arbeiten, dann bin ich frustriert (vermutlich lässt parallel die Dopaminwirkung nach) und ich steige mit dramatischen Worten aus. Doch innerhalb von ein bis zwei Tagen stürze ich mich auf die nächste Herausforderung ... oder ich tauche doch wieder in das gerade hingeworfene Projekt ein.

Wenn wir uns ein Ziel vorstellen, sind wir ADHS-ler häufig überfordert, weil wir sämtliche Etappen des Projekts auf einmal sehen. Unsere „Zeitblindheit" bedeutet, dass unser Blick außerhalb der zeitlichen Dimension liegt. Es ist, als würde Zeit in sich zusammenfallen und alles entweder jetzt oder nie geschehen. Ehe wir uns versehen, galoppiert unser Gehirn wie ein wild gewordenes Pferd davon.

Zu großen Visionen fähig zu sein und mit allen Etappen im Blick loszustürmen, ist eine kostbare Gabe. Wir ADHS-ler funktionieren so und glauben daher, alle anderen hätten auch diese Fähigkeit, doch das ist nicht der Fall. Weil wir das Ganze und nicht die Details sehen, überwältigen uns die vielen Aufgaben, die zu erledigen sind. Folglich fällt es uns schwer, weiterzumachen (oder überhaupt anzufangen).

Mein Instinkt sagt mir, dass wir ADHS-ler am gesündesten sind, wenn wir schillernde, ehrgeizige, ja erschreckend große Ziele verfolgen. Unsere visionären Fähigkeiten sind sehr begehrt. Wenn wir das erkennen, können wir uns mit (oft neurotypischen) Menschen zusammentun, die unglaublich gut darin sind, eine große Vision aufzugreifen und ihre kleineren Schritte zu managen. Ich wage zu behaupten, dass erfolgreich gewordene ADHS-ler die Notwendigkeit einer solchen methodischen Person in ihrem Leben erkannt haben. Ohne meinen Mann, der die praktischen Angelegenheiten unseres Unternehmens leitet, wäre ich verloren. Wir sind ein Team und verwirklichen Projekte gemeinsam.

Bernices Story

SPÄTE DIAGNOSE UND KULTURELLES STIGMA

Jahrelang war ich frustriert und schämte mich dafür, anders zu sein als meine Altersgenossinnen. Ich komme aus Hongkong, und in meiner Herkunftsfamilie und meiner Kultur war ADHS sehr stigmatisiert. Die meisten betrachteten es als Krankheit oder ein Problem, das behoben werden musste, und nicht als natürlichen Teil der menschlichen Vielfalt. Ich fand daher nur schwer Unterstützung, weil ich das Gefühl hatte, etwas falsch zu machen.

ADHS in einer Welt zu haben, die abweichende Denk- und Verhaltensweisen nicht voll und ganz versteht oder unterstützt, schadet unserem Selbstwertgefühl und schränkt unser Potenzial ein.

Mir fiel es als Kind und Jugendliche oft schwer, mich im Unterricht zu konzentrieren, weil meine Gedanken regelmäßig abschweiften. Außerdem drängten sich mir Gedanken auf, die mich daran hinderten, mich auf eine konkrete Aufgabe zu konzentrieren. Bisweilen unterdrückte ich auch den Drang, mich daneben zu benehmen, weil ich „normaler" wirken wollte. Ich hatte Probleme, länger stillzusitzen, ich war oft zappelig oder stand auf und lief umher.

Meine Diagnose mit 26 hat mein Leben komplett verändert. Nun konnte ich meine unverwechselbaren Stärken und Eigenheiten annehmen und Strategien entwickeln, um mit meinen Symptomen klarzukommen. Ich bin heute viel produktiver und mehr auf meine Ziele fokussiert, ich erkenne, wann ich eine Pause brauche oder mich mehr anstrengen muss. Ich liebe es, wenn ich kleine Fortschritte mache. Mit dem *Future ADHD Planner* überprüfe ich monatlich, vierteljährlich und jährlich, ob mein Handeln auch wirklich bestmöglich auf meine Ziele ausgerichtet ist. Außerdem habe ich in einer neurodivergenten Gemeinschaft Gleichgesinnte gefunden, was mir ermöglicht, meine Erfahrungen zu teilen, von anderen zu lernen und mich gesehen zu fühlen wie nie zuvor.

Mein neurodivergentes Gehirn schenkt mir eine einzigartige Perspektive auf die Welt und lässt mich Probleme auf unkonventionelle Weise angehen. Ich liebe meine Kreativität, meinen Hyperfokus und meine Gefühlstiefe.

Wenn ich mich für etwas begeistere, tauche ich vollkommen in die Sache ein und muss ständig daran denken. Dies kann Segen und Fluch zugleich sein, denn manchmal habe ich Schwierigkeiten, mich auf etwas anderes zu konzentrieren. Es bedeutet aber auch, dass ich enorm viel Enthusiasmus und Energie für Dinge aufbringe, die mir wichtig sind.

ADHS ist eher der Verlust von Interesse und Motivation als fehlende Aufmerksamkeit und Konzentration.

Zu viele Ideen – die Qual der Wahl

Als ich den Unterschied zwischen divergentem und konvergentem Denken lernte, wurde mir klar, dass ich die meiste Zeit im divergenten Denkmodus verbringe. Mit einem Mal verstand ich, warum mich manchmal eine Idee überkam, ich in den Brainstorming-Strudel geriet, dann überfordert war und schließlich Reißaus nahm. Ich hatte so viele Möglichkeiten, aber das brachte mir gar nichts, im Gegenteil – es löste Entscheidungslähmung bei mir aus.

Dr. Tamara Rosier erläutert, dass Kinder von Natur aus zu divergentem Denken fähig sind. Doch als Erwachsene fühlen sich die meisten neurotypischen Gehirne im konvergenten Denkmodus wohl. Konvergentes und divergentes Denken sind beide wichtig, aber wenn wir das eine mehr als das andere einsetzen, kann uns passieren, bei Zielen und Projekten entweder in der Ideenfindungs- oder der Durchführungsphase stecken zu bleiben.

„Divergent denkende Menschen haben ein Möglichkeitsgehirn", sagt Dr. Rosier. „Es erforscht und entwickelt natürlicherweise Ideen und untersucht, was alles möglich sein könnte."

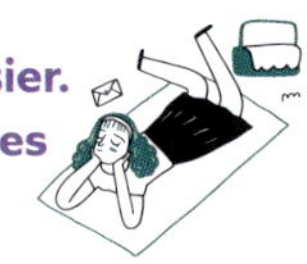

ADHS-Gehirne hängen bei Zielen, Projekten und Ideen tendenziell viel zu lange in der „divergenten Brainstorming-Phase" fest. Warum? Weil sie ihnen Gelegenheiten für Neues, für das Experimentieren und Fantasieren liefert – und all das liebt unser Gehirn. Das Erkunden neuer Ideen ist wichtig, aber um unsere Ziele zu erreichen, müssen wir zur „Handlungsphase" übergehen, bevor unser Interesse wieder verpufft. An diesem Punkt kommen diese (gefürchteten) konvergenten Denkfähigkeiten ins Spiel.

Vielleicht fragst du dich: „Konvergentes Denken – was ist das überhaupt?"

Konvergentes Denken nutzen wir (nach der wolkenlosen Brainstorming-Phase) zum Planen der zum Ziel führenden Handlungsschritte. Um klar auf ein Ziel hinzuarbeiten, braucht es Logik, Prioritäten und Ausdauer. Auch wenn es langweilig klingt: Divergentes Denken ersinnt wunderbare Möglichkeiten, konvergentes Denken setzt sie um. Beide Schritte sind wichtig.

Die Vorlage „Divergentes/Konvergentes Planen"

Die Vorlage „Divergentes/Konvergentes Planen" ist ein von mir entwickeltes Konzept, das dir hilft, dein **divergentes** und **konvergentes** Denken ins Lot zu bringen. Formuliere ein klares Ziel, das du mit geschlossenen Augen visualisieren und „spüren" kannst, weil es deine Motivation steigert. Setze dir ein Zeitlimit für den divergenten Denkmodus und wechsle danach zum konvergenten Denken. Konvergentes Denken ist mitunter anstrengend, aber Body Doubling kann dabei helfen (siehe Seite 111). Rufe dir immer wieder dein Ziel in Erinnerung und stelle dir vor, wie du es mit Freude anstrebst, damit dein Gehirn auf Kurs bleibt. Das mag sich zuerst mechanisch anfühlen, weil es für dich unnatürlich ist, aber denke daran: Jedes Üben stärkt deine Nervenbahnen.

TIPP: Wenn es dir schwer fällt, probiere es mit „Ausmalen beruhigt" (Take 10, Every 10). Das erleichtert den Wechsel von divergentem zu konvergentem Denken.

Divergentes/konvergentes Planen

Probiere diese Vorlage auf Seite 222 selbst aus.

1. RESULTAT/ZIEL/MEIN „WARUM":

Beschreibe und visualisiere, wie du dich fühlen wirst.

Ich plane Urlaub an einem warmen Ort zum Entspannen und Abschalten.

Ich will mich ausruhen,, lecker essen und ein gutes Buch lesen.

2. DIVERGENTES DENKEN – BRAINSTORMING:

Setze dir ein Zeitlimit zum divergenten Denken.

ZEITLIMIT 2 MIN./STD.

Zum Tauchen nach Bali

Die Malediven??? Zu teuer

Dieses Yoga-Retreat in der Toskana, in dem meine Kollegin war.

Mit Freunden oder alleine? Muss jemanden finden, der einen ähnlichen Urlaub möchte wie ich.

Billigflüge nach Spanien; aber nach Barcelona will ich mal, wenn ich Energie für Sightseeing habe. Also vielleicht nicht diesmal.

Vielleicht ein Resort, dann kann ich essen gehen und muss nichts kochen - oder doch ein Airbnb mit Küche?

3. MEINE ENTSCHEIDUNG: Ein Resort auf Bali

4. KONVERGENTES DENKEN – AUFGABENLISTE:

Welche praktischen Schritte muss ich unternehmen, um mein Ziel zu erreichen?

- [ ] Budget an meinen Prioritäten (meinem „Warum") ausrichten
- [ ] All-inclusive-Resort finden
- [ ] Urlaub beantragen
- [ ] Bis 15. April buchen
- [ ] Flüge suchen
- [ ] Flughafentransfer buchen
- [ ] Haussitter organisieren
- [ ] Reisepass finden
- [ ] Geld wechseln
- [ ] Koffer packen

Wenn du dich verzettelst und ins divergente Denken abdriftest, fokussiere dich auf dein Ziel. Visualisiere, wie du dich fühlen willst, und setze dieses positive Gefühl in machbare Schritte um, damit du auf Kurs bleibst. Dein zukünftiges Ich wird es dir danken.

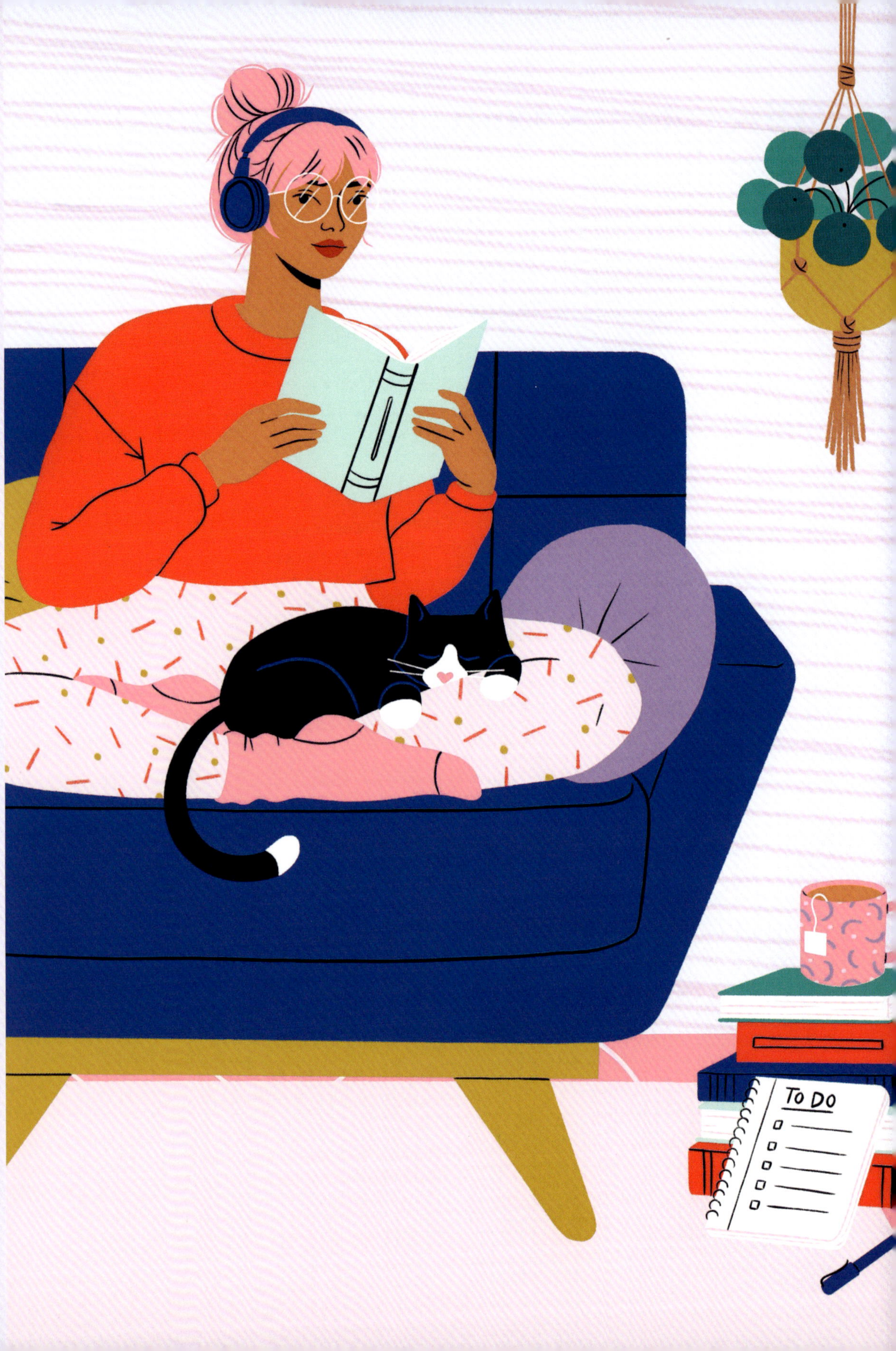
TO DO

Teil 2

Dein Fokus-Tagesplaner

Dein Fokus-Tagesplaner ist ein zwangloser Planer – flexibel, undatiert und frei von jeglichem Druck. Verwende die Bögen, wenn du sie brauchst. Und solltest du zwischendurch für eine Woche oder einen Monat aussetzen, ist das nicht schlimm! Die Vorlagen, die ich auf Basis der ADHS-Forschung entwickelt habe, möchten dir helfen, mit deinem Chaos besser zurechtzukommen und schneller Klarheit zu finden. Nach jeder zehnten Seite habe ich eine doppelseitige Rückschau – *Take 10, Every 10* – eingefügt, die dich zu einer kurzen Reflexion einlädt und dir Gelegenheit gibt, dich wieder neu auszurichten.

Produktivität neu einordnen

Bei dir verschwinden alle Planer, Tagebücher und Kalender in der Versenkung? Du bleibst zwei Wochen dabei, vergisst sie ein, zwei Tage lang und am Ende landen sie im Papierkorb?

Lass uns über Zeitplaner reden. Viele Menschen mit ADHS wollen einfach nur besser organisieren und planen können, empfinden es aber aus vielerlei Gründen als unmöglich. Die meisten Planer sind starre, auf Effizienz, Produktivität und Beständigkeit ausgerichtete Systeme. Das sind gewiss bewundernswerte Eigenschaften, aber für ein dopamingesteuertes ADHS-Gehirn können sie nicht als primäre Motivatoren fungieren.

Mit Motivation allein kaufen wir uns einen hübschen Zeitplaner, nehmen uns Großartiges vor und schreiben mit schicken Glitzerstiften unseren wohlformulierten ersten Eintrag hinein. Dann setzen wir einen Tag oder eine Woche lang aus und unsere Motivation (Dopamin) schwindet dahin. Plötzlich „scheitern" wir. Wir wehren uns innerlich gegen diesen Planer, den wir zuvor doch so reizvoll fanden, und brummeln vor uns hin: „Wenn er nicht perfekt ist, habe ich total versagt und meine Zeit damit verschwendet."

Weg damit. Neuer Versuch.

Wieder und wieder.

Und wenn ich dir sage, dass es wirklich sinnvoll war, die anderen Planer wegzuwerfen? Ihre Systeme sind zu rigide. Das wusste dein Gehirn und hat sich deshalb dagegen gewehrt. Entscheidend ist nicht, ob ein Planer funktioniert (oder nicht), sondern wie wahnsinnig erleichtert du sein wirst, wenn du lernst, sämtliche selbstbeschämenden Narrative hinter dir zu lassen und dich mit deinem kreativen, sprunghaften, brillanten ADHS-Gehirn zu verbünden.

Wenn du ein tiefes Verständnis für dich selbst hegst und weißt, wie du deine Emotionen und dein Nervensystem regulierst, wird sich deine Einstellung zu Organisation verändern. Du erkennst: Nicht *du* musst für den Planer funktionieren, sondern der Planer ist ein Tool, das *für dich* funktionieren soll. Das bedeutet, du bestimmst die Regeln.

Als ich den *Future ADHD Planner* herausbrachte, stellte ich mir eine grundlegende Frage: „Wie entwickle ich ein Tool, an dem Menschen mit ADHS wirklich dranbleiben können?" Mir ist klar geworden, wie wichtig für uns die emotionale Bereitschaft zum Planen ist.

Also warf ich die Regeln über Bord. Datierte Seiten waren nicht zwingend nötig, das Layout entwickelte sich durch eure Einträge und der Planer sollte euch sanft anschubsen, damit ihr euch zuallererst um euch selbst kümmert. Ich forderte aktiv dazu auf, jegliche Scham außen vor zu lassen und chaotisch und inkonsequent zu sein. Unbeschriebene Seiten waren nicht „unproduktiv", sondern offenbar an dem Tag nicht gebraucht worden und das ist okay.

Und die Leute entspannten sich. Planen war keine lästige Pflicht mehr und man konnte nach wochenlanger Pause einfach weitermachen – ohne schlechtes Gewissen. Mit dem Ergebnis, dass die ADHS-ler dranblieben.

Dein Fokus-Tagesplaner wurde und wird als Tool von über 100.000 neurodivergenten Menschen genutzt und viele sind begeistert, wie einfach und effizient es ist.

Tatsächlich wollten wir diese verstaubten „Zwänge" immer schon loswerden, es fehlte uns nur die Erlaubnis dazu. Lasst uns gemeinsam die Scham für unsere Sprunghaftigkeit und Unorganisiertheit abschütteln und unser Gehirn – unsere Einzigartigkeit – annehmen. Dieses Buch hält dir einen Spiegel vor, es zeigt dir, an welcher Stelle du Unterstützung brauchst, und gibt dir die nötigen Werkzeuge an die Hand.

Im nächsten Teil ist es nun an dir, einen Planer zu nutzen ... unheimlich, ich weiß. Aber diesmal bist du mit allem ausgestattet, was du in diesem Buch über dich gelernt hast. Du darfst den Planer so verwenden, wie du es willst, ohne Druck. Konzentriere dich nur darauf, deinen heutigen Tag ein klein wenig besser zu organisieren. Dann deinen morgigen Tag und so weiter. Stück für Stück wird aus wenig viel.

Kurze Vorschau ...

Dein Fokus-Tagesplaner	Damit wir die „langweiligen, aber notwendigen" Aufgaben auch wirklich durchziehen, nutzen wir Dopamin-Belohnungen (Ideen siehe Seite 38–39). Alle deine spontanen Einfälle finden Platz in der Brain-Dump-Box (so gehen sie nicht verloren). Und behalte die niedlichen Selbstfürsorge-Icons im Blick, die dich daran erinnern, dein Nervensystem gut zu pflegen – das hat Priorität!
***Take 10, Every 10* – zur Reflexion + Neuausrichtung**	Nach jeder zehnten Seite („Every 10"), egal wie viele Tage du dazu brauchst – kein Druck, denke daran! – hast du Gelegenheit, etwa zehn Minuten lang („Take 10") eine kleine Bilanz zu ziehen. Diese Zwischenchecks sind speziell dazu gedacht, deine kleinen (oder großen!) Erfolge zu feiern und dir noch einmal anzuschauen, was du in deine „Zu schwer"-Box gelegt hast. Wie fühlst du dich in Bezug auf deine gesteckten Ziele? Gab es diese Woche Glimmer-Momente für dich? Worauf richtet sich dein Hyperfokus gerade?
Deine Vorlagen-Toolbox	Ab Seite 213 findest du noch weitere Vorlagen zum Planen. Diese Bögen sind konkreter ausgestaltet und sollen dich dann unterstützen, wenn du es brauchst. Ich möchte nicht zu viel verraten – viel Spaß beim Entdecken!

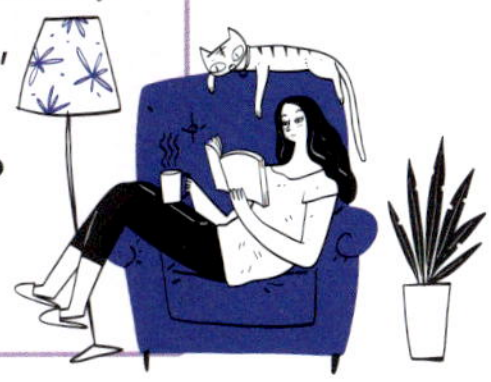

Ich weiß, es klingt verrückt, aber **du kannst** einen Planer verwenden. Es ist nur so, dass sämtliche bisher entwickelten Planer für neurotypische Gehirne konzipiert wurden. Es ist nun endlich an der Zeit, einen Planer kennenzulernen, der speziell auf deinen Neurotyp zugeschnitten ist – von einer Person entwickelt, die selbst ADHS hat und rundum versteht, was das bedeutet. *Dein Fokus-Tagesplaner* heißt dich herzlich willkommen!

Dein Fokus-Tagesplaner

Die Zeitblöcke kannst du je nach deinem Bedarf noch zu größeren Blöcken zusammenfassen.

Male das Herz farbig aus, wenn du die Seite erledigt hast, damit du sie beim Durchblättern schnell wiederfindest.

Die Selbstfürsorge-Icons nutzt du, um Aufgaben abzuhaken; markiere sie oder male sie bunt an, wenn sie erledigt sind.

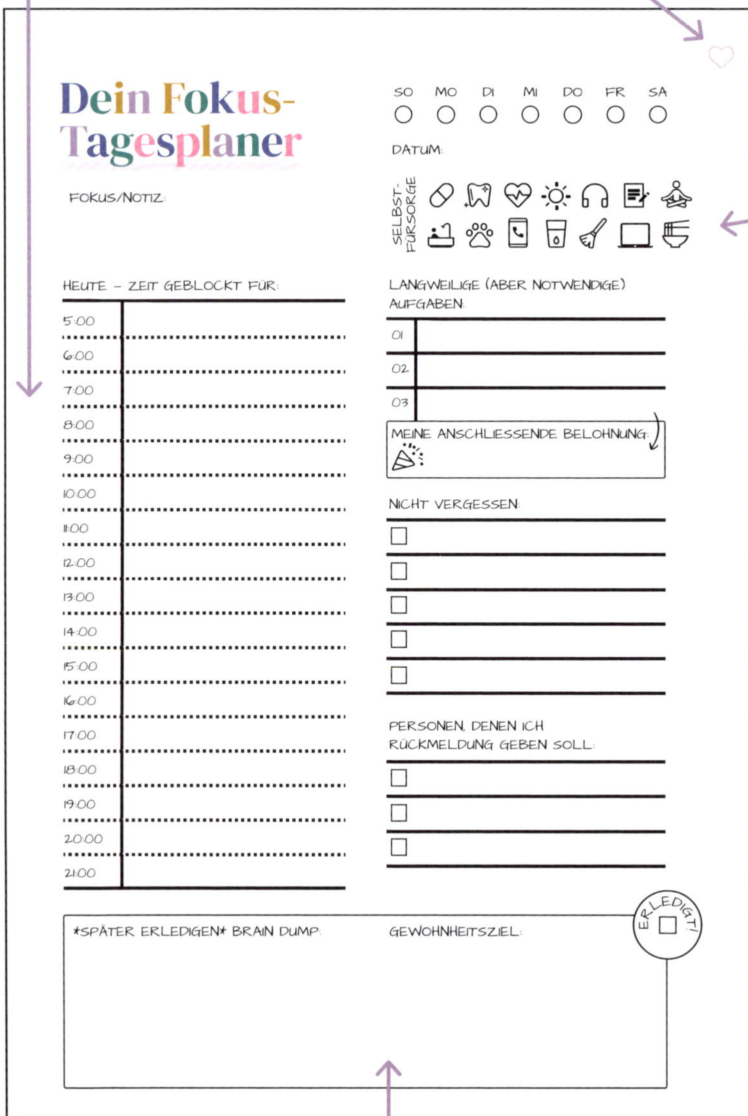
Dein Fokus-Tagesplaner

SO MO DI MI DO FR SA

DATUM:

FOKUS/NOTIZ:

SELBST-FÜRSORGE

HEUTE – ZEIT GEBLOCKT FÜR:

5:00
6:00
7:00
8:00
9:00
10:00
11:00
12:00
13:00
14:00
15:00
16:00
17:00
18:00
19:00
20:00
21:00

LANGWEILIGE (ABER NOTWENDIGE) AUFGABEN:

01
02
03

MEINE ANSCHLIESSENDE BELOHNUNG:

NICHT VERGESSEN:

PERSONEN, DENEN ICH RÜCKMELDUNG GEBEN SOLL:

SPÄTER ERLEDIGEN BRAIN DUMP:

GEWOHNHEITSZIEL:

ERLEDIGT!

Notiere an dieser Stelle alle deine zufälligen Gedanken, die dir durch den Kopf schwirren, und schaue sie dir erst am Ende des Tages wieder an. So kommst du nicht in Versuchung, ständig neuen Ideen nachzujagen.

LEGENDE ICONS

- Medikamente
- Zahnpflege
- Sporttraining
- Vitamin D
- Musik/Podcast
- Tagebuch
- Meditation
- Duschen
- Haustiere/Natur
- Freunde/Familie anrufen
- Trinken
- Putzen
- Arbeiten/Lernen
- Essen

Take 10, Every 10

Lass dich auf dieser Doppelseite von den Denkimpulsen leiten und nimm dir zehn Minuten (oder länger) Zeit zur Reflexion und Neuausrichtung. Du musst sie nicht jede Woche ausfüllen, sondern immer dann, wenn du zehn Seiten in *Deinem Fokus-Tagesplaner* vervollständigt hast – das kann nach zehn aufeinanderfolgenden Tagen oder nach vier Wochen sein.

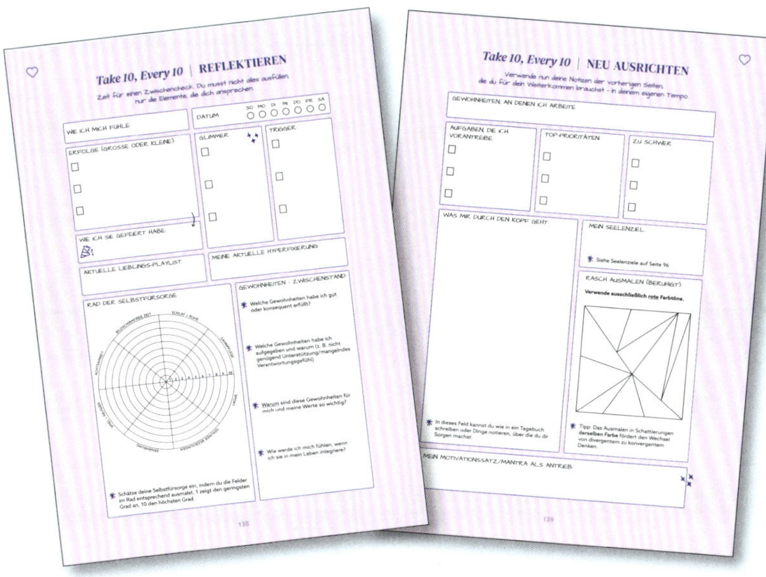

Was wir mit diesen Begriffen meinen

- **Glimmer – Kleinigkeiten in deinem Tag, die dich zum Lächeln brachten. Trigger – Momente, die etwas in dir ausgelöst haben (stärke deine Selbstwahrnehmung).**
- **Feiere deine Erfolge – Halte den Moment auf einem Foto fest, führe Tagebuch, teile ihn auf Social Media oder kaufe dir etwas Symbolisches dafür.**
- **„Zu schwer"-Box – Aufgaben, die du nicht vergessen willst, aber für die du gerade keine Kapazitäten hast.**
- **Rasch Ausmalen (beruhigt) – Eine tolle Methode zum Wechseln vom divergenten (kreativen) Denken zum konvergenten (logischen) Denken.**
- **Mein Seelenziel – Weniger greifbare, aber persönlichere Erfolge (z. B. resilienter sein, freundlicher zu sich sein, negative Gedanken neu einordnen).**

Dein Fokus-Tagesplaner

SO MO DI MI DO FR SA

DATUM:

FOKUS/NOTIZ:

SELBST-FÜRSORGE

HEUTE – ZEIT GEBLOCKT FÜR:

5:00	
6:00	
7:00	
8:00	
9:00	
10:00	
11:00	
12:00	
13:00	
14:00	
15:00	
16:00	
17:00	
18:00	
19:00	
20:00	
21:00	

LANGWEILIGE (ABER NOTWENDIGE) AUFGABEN:

01	
02	
03	

MEINE ANSCHLIESSENDE BELOHNUNG:

NICHT VERGESSEN:

- [ ]
- [ ]
- [ ]
- [ ]
- [ ]

PERSONEN, DENEN ICH RÜCKMELDUNG GEBEN SOLL:

- [ ]
- [ ]
- [ ]

SPÄTER ERLEDIGEN BRAIN DUMP:

GEWOHNHEITSZIEL:

ERLEDIGT!

Dein Fokus-Tagesplaner

SO MO DI MI DO FR SA

DATUM:

FOKUS/NOTIZ:

SELBST-FÜRSORGE

HEUTE – ZEIT GEBLOCKT FÜR:

5:00	
6:00	
7:00	
8:00	
9:00	
10:00	
11:00	
12:00	
13:00	
14:00	
15:00	
16:00	
17:00	
18:00	
19:00	
20:00	
21:00	

LANGWEILIGE (ABER NOTWENDIGE) AUFGABEN:

01	
02	
03	

MEINE ANSCHLIESSENDE BELOHNUNG:

NICHT VERGESSEN:

- [ ]
- [ ]
- [ ]
- [ ]
- [ ]

PERSONEN, DENEN ICH RÜCKMELDUNG GEBEN SOLL:

- [ ]
- [ ]
- [ ]

SPÄTER ERLEDIGEN BRAIN DUMP:

GEWOHNHEITSZIEL:

ERLEDIGT!

Dein Fokus-Tagesplaner

SO MO DI MI DO FR SA

DATUM:

SELBST-FÜRSORGE

FOKUS/NOTIZ:

HEUTE – ZEIT GEBLOCKT FÜR:

5:00
6:00
7:00
8:00
9:00
10:00
11:00
12:00
13:00
14:00
15:00
16:00
17:00
18:00
19:00
20:00
21:00

LANGWEILIGE (ABER NOTWENDIGE) AUFGABEN:

01
02
03

MEINE ANSCHLIESSENDE BELOHNUNG:

NICHT VERGESSEN:

- ☐
- ☐
- ☐
- ☐
- ☐

PERSONEN, DENEN ICH RÜCKMELDUNG GEBEN SOLL:

- ☐
- ☐
- ☐

SPÄTER ERLEDIGEN BRAIN DUMP:

GEWOHNHEITSZIEL:

ERLEDIGT! ☐

Dein Fokus-Tagesplaner

SO MO DI MI DO FR SA

DATUM:

FOKUS/NOTIZ:

SELBST-FÜRSORGE

HEUTE – ZEIT GEBLOCKT FÜR:

5:00	
6:00	
7:00	
8:00	
9:00	
10:00	
11:00	
12:00	
13:00	
14:00	
15:00	
16:00	
17:00	
18:00	
19:00	
20:00	
21:00	

LANGWEILIGE (ABER NOTWENDIGE) AUFGABEN:

01	
02	
03	

MEINE ANSCHLIESSENDE BELOHNUNG:

NICHT VERGESSEN:

- ☐
- ☐
- ☐
- ☐
- ☐

PERSONEN, DENEN ICH RÜCKMELDUNG GEBEN SOLL:

- ☐
- ☐
- ☐

ERLEDIGT! ☐

SPÄTER ERLEDIGEN BRAIN DUMP:

GEWOHNHEITSZIEL:

Dein Fokus-Tagesplaner

SO MO DI MI DO FR SA

DATUM:

FOKUS/NOTIZ:

SELBST-FÜRSORGE

HEUTE – ZEIT GEBLOCKT FÜR:

5:00
6:00
7:00
8:00
9:00
10:00
11:00
12:00
13:00
14:00
15:00
16:00
17:00
18:00
19:00
20:00
21:00

LANGWEILIGE (ABER NOTWENDIGE) AUFGABEN:

01
02
03

MEINE ANSCHLIESSENDE BELOHNUNG:

NICHT VERGESSEN:

- [ ]
- [ ]
- [ ]
- [ ]
- [ ]

PERSONEN, DENEN ICH RÜCKMELDUNG GEBEN SOLL:

- [ ]
- [ ]
- [ ]

SPÄTER ERLEDIGEN BRAIN DUMP:

GEWOHNHEITSZIEL:

ERLEDIGT!

Dein Fokus-Tagesplaner

SO MO DI MI DO FR SA

DATUM:

FOKUS/NOTIZ:

SELBST-FÜRSORGE

HEUTE – ZEIT GEBLOCKT FÜR:

5:00	
6:00	
7:00	
8:00	
9:00	
10:00	
11:00	
12:00	
13:00	
14:00	
15:00	
16:00	
17:00	
18:00	
19:00	
20:00	
21:00	

LANGWEILIGE (ABER NOTWENDIGE) AUFGABEN:

01	
02	
03	

MEINE ANSCHLIESSENDE BELOHNUNG:

NICHT VERGESSEN:

- [ ]
- [ ]
- [ ]
- [ ]
- [ ]

PERSONEN, DENEN ICH RÜCKMELDUNG GEBEN SOLL:

- [ ]
- [ ]
- [ ]

SPÄTER ERLEDIGEN BRAIN DUMP:

GEWOHNHEITSZIEL:

ERLEDIGT!

Dein Fokus-Tagesplaner

SO MO DI MI DO FR SA

DATUM:

FOKUS/NOTIZ:

SELBST-FÜRSORGE

HEUTE – ZEIT GEBLOCKT FÜR:

5:00	
6:00	
7:00	
8:00	
9:00	
10:00	
11:00	
12:00	
13:00	
14:00	
15:00	
16:00	
17:00	
18:00	
19:00	
20:00	
21:00	

LANGWEILIGE (ABER NOTWENDIGE) AUFGABEN:

01	
02	
03	

MEINE ANSCHLIESSENDE BELOHNUNG:

NICHT VERGESSEN:

- [ ]
- [ ]
- [ ]
- [ ]
- [ ]

PERSONEN, DENEN ICH RÜCKMELDUNG GEBEN SOLL:

- [ ]
- [ ]
- [ ]

SPÄTER ERLEDIGEN BRAIN DUMP:

GEWOHNHEITSZIEL:

ERLEDIGT!

Dein Fokus-Tagesplaner

SO MO DI MI DO FR SA

DATUM:

FOKUS/NOTIZ:

SELBST-FÜRSORGE

HEUTE – ZEIT GEBLOCKT FÜR:

5:00	
6:00	
7:00	
8:00	
9:00	
10:00	
11:00	
12:00	
13:00	
14:00	
15:00	
16:00	
17:00	
18:00	
19:00	
20:00	
21:00	

LANGWEILIGE (ABER NOTWENDIGE) AUFGABEN:

01	
02	
03	

MEINE ANSCHLIESSENDE BELOHNUNG:

NICHT VERGESSEN:

- [ ]
- [ ]
- [ ]
- [ ]
- [ ]

PERSONEN, DENEN ICH RÜCKMELDUNG GEBEN SOLL:

- [ ]
- [ ]
- [ ]

SPÄTER ERLEDIGEN BRAIN DUMP:

GEWOHNHEITSZIEL:

ERLEDIGT!

Dein Fokus-Tagesplaner

FOKUS/NOTIZ:

SO MO DI MI DO FR SA

DATUM:

SELBST-FÜRSORGE

HEUTE – ZEIT GEBLOCKT FÜR:

5:00	
6:00	
7:00	
8:00	
9:00	
10:00	
11:00	
12:00	
13:00	
14:00	
15:00	
16:00	
17:00	
18:00	
19:00	
20:00	
21:00	

LANGWEILIGE (ABER NOTWENDIGE) AUFGABEN:

01	
02	
03	

MEINE ANSCHLIESSENDE BELOHNUNG:

NICHT VERGESSEN:

- ☐
- ☐
- ☐
- ☐
- ☐

PERSONEN, DENEN ICH RÜCKMELDUNG GEBEN SOLL:

- ☐
- ☐
- ☐

SPÄTER ERLEDIGEN BRAIN DUMP:

GEWOHNHEITSZIEL:

ERLEDIGT! ☐

Dein Fokus-Tagesplaner

SO MO DI MI DO FR SA

DATUM:

FOKUS/NOTIZ:

SELBST-FÜRSORGE

HEUTE – ZEIT GEBLOCKT FÜR:

5:00
6:00
7:00
8:00
9:00
10:00
11:00
12:00
13:00
14:00
15:00
16:00
17:00
18:00
19:00
20:00
21:00

LANGWEILIGE (ABER NOTWENDIGE) AUFGABEN:

01
02
03

MEINE ANSCHLIESSENDE BELOHNUNG:

NICHT VERGESSEN:

- ☐
- ☐
- ☐
- ☐
- ☐

PERSONEN, DENEN ICH RÜCKMELDUNG GEBEN SOLL:

- ☐
- ☐
- ☐

SPÄTER ERLEDIGEN BRAIN DUMP:

GEWOHNHEITSZIEL:

ERLEDIGT! ☐

Take 10, Every 10 | REFLEKTIEREN

Zeit für einen Zwischencheck. Du musst nicht alles ausfüllen, nur die Elemente, die dich ansprechen.

WIE ICH MICH FÜHLE:

DATUM: SO MO DI MI DO FR SA

ERFOLGE (GROSSE ODER KLEINE):

☐

☐

☐

WIE ICH SIE GEFEIERT HABE:

GLIMMER:

☐

☐

☐

TRIGGER:

☐

☐

☐

AKTUELLE LIEBLINGS-PLAYLIST:

MEINE AKTUELLE HYPERFIXIERUNG:

RAD DER SELBSTFÜRSORGE:

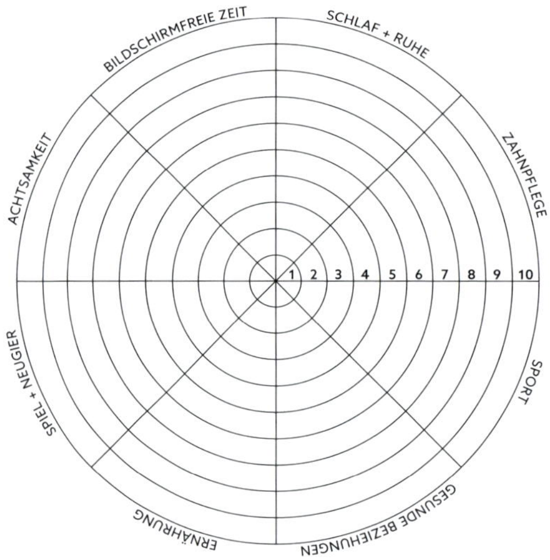

* Schätze deine Selbstfürsorge ein, indem du die Felder im Rad entsprechend ausmalst. 1 zeigt den geringsten Grad an, 10 den höchsten Grad.

GEWOHNHEITEN - ZWISCHENSTAND:

* Welche Gewohnheiten habe ich gut oder konsequent erfüllt?

* Welche Gewohnheiten habe ich aufgegeben und warum (z. B. nicht genügend Unterstützung/mangelndes Verantwortungsgefühl)

* Warum sind diese Gewohnheiten für mich und meine Werte so wichtig?

* Wie werde ich mich fühlen, wenn ich sie in mein Leben integriere?

Take 10, Every 10 | NEU AUSRICHTEN

Verwende nun deine Notizen der vorherigen Seiten,
die du für dein Weiterkommen brauchst - in deinem eigenen Tempo.

GEWOHNHEITEN, AN DENEN ICH ARBEITE:

AUFGABEN, DIE ICH VORANTREIBE:

- ☐
- ☐
- ☐

TOP-PRIORITÄTEN:

- ☐
- ☐
- ☐

ZU SCHWER:

- ☐
- ☐
- ☐

WAS MIR DURCH DEN KOPF GEHT:

✳ In dieses Feld kannst du wie in ein Tagebuch schreiben oder Dinge notieren, über die du dir Sorgen machst.

MEIN SEELENZIEL:

✳ Siehe Seelenziele auf Seite 96

RASCH AUSMALEN (BERUHIGT):

Verwende ausschließlich rote Farbtöne.

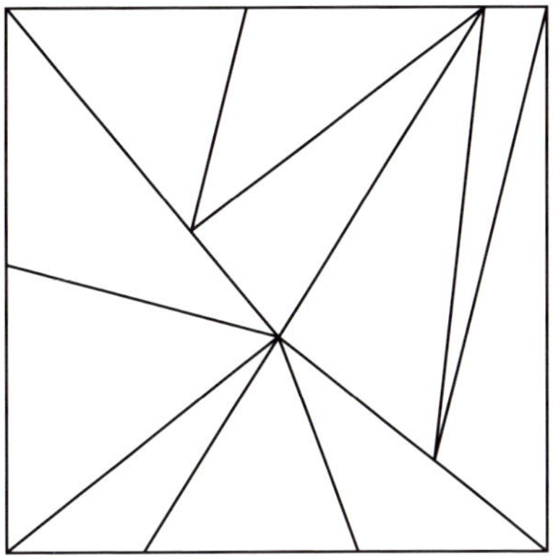

✳ Tipp: Das Ausmalen in Schattierungen **derselben Farbe** fördert den Wechsel von divergentem zu konvergentem Denken.

MEIN MOTIVATIONSSATZ/MANTRA ALS ANTRIEB:

Dein Fokus-Tagesplaner

SO MO DI MI DO FR SA

DATUM:

FOKUS/NOTIZ:

SELBST-FÜRSORGE

HEUTE – ZEIT GEBLOCKT FÜR:

5:00	
6:00	
7:00	
8:00	
9:00	
10:00	
11:00	
12:00	
13:00	
14:00	
15:00	
16:00	
17:00	
18:00	
19:00	
20:00	
21:00	

LANGWEILIGE (ABER NOTWENDIGE) AUFGABEN:

01

02

03

MEINE ANSCHLIESSENDE BELOHNUNG:

NICHT VERGESSEN:

- ☐
- ☐
- ☐
- ☐
- ☐

PERSONEN, DENEN ICH RÜCKMELDUNG GEBEN SOLL:

- ☐
- ☐
- ☐

SPÄTER ERLEDIGEN BRAIN DUMP:

GEWOHNHEITSZIEL:

ERLEDIGT! ☐

Dein Fokus-Tagesplaner

SO MO DI MI DO FR SA

DATUM:

FOKUS/NOTIZ:

SELBST-FÜRSORGE

HEUTE – ZEIT GEBLOCKT FÜR:

5:00	
6:00	
7:00	
8:00	
9:00	
10:00	
11:00	
12:00	
13:00	
14:00	
15:00	
16:00	
17:00	
18:00	
19:00	
20:00	
21:00	

LANGWEILIGE (ABER NOTWENDIGE) AUFGABEN:

01	
02	
03	

MEINE ANSCHLIESSENDE BELOHNUNG:

NICHT VERGESSEN:

- ☐
- ☐
- ☐
- ☐
- ☐

PERSONEN, DENEN ICH RÜCKMELDUNG GEBEN SOLL:

- ☐
- ☐
- ☐

SPÄTER ERLEDIGEN BRAIN DUMP:

GEWOHNHEITSZIEL:

ERLEDIGT! ☐

Dein Fokus-Tagesplaner

SO MO DI MI DO FR SA

DATUM:

FOKUS/NOTIZ:

SELBST-FÜRSORGE

HEUTE – ZEIT GEBLOCKT FÜR:

5:00	
6:00	
7:00	
8:00	
9:00	
10:00	
11:00	
12:00	
13:00	
14:00	
15:00	
16:00	
17:00	
18:00	
19:00	
20:00	
21:00	

LANGWEILIGE (ABER NOTWENDIGE) AUFGABEN:

01	
02	
03	

MEINE ANSCHLIESSENDE BELOHNUNG:

NICHT VERGESSEN:

- [ ]
- [ ]
- [ ]
- [ ]
- [ ]

PERSONEN, DENEN ICH RÜCKMELDUNG GEBEN SOLL:

- [ ]
- [ ]
- [ ]

SPÄTER ERLEDIGEN BRAIN DUMP:

GEWOHNHEITSZIEL:

ERLEDIGT!

Dein Fokus-Tagesplaner

SO MO DI MI DO FR SA

DATUM:

FOKUS/NOTIZ:

SELBST-FÜRSORGE

HEUTE – ZEIT GEBLOCKT FÜR:

5:00

6:00

7:00

8:00

9:00

10:00

11:00

12:00

13:00

14:00

15:00

16:00

17:00

18:00

19:00

20:00

21:00

LANGWEILIGE (ABER NOTWENDIGE) AUFGABEN:

01

02

03

MEINE ANSCHLIESSENDE BELOHNUNG:

NICHT VERGESSEN:

- [ ]
- [ ]
- [ ]
- [ ]
- [ ]

PERSONEN, DENEN ICH RÜCKMELDUNG GEBEN SOLL:

- [ ]
- [ ]
- [ ]

SPÄTER ERLEDIGEN BRAIN DUMP:

GEWOHNHEITSZIEL:

ERLEDIGT!

Dein Fokus-Tagesplaner

SO MO DI MI DO FR SA

DATUM:

FOKUS/NOTIZ:

SELBST-FÜRSORGE

HEUTE – ZEIT GEBLOCKT FÜR:

5:00	
6:00	
7:00	
8:00	
9:00	
10:00	
11:00	
12:00	
13:00	
14:00	
15:00	
16:00	
17:00	
18:00	
19:00	
20:00	
21:00	

LANGWEILIGE (ABER NOTWENDIGE) AUFGABEN:

01	
02	
03	

MEINE ANSCHLIESSENDE BELOHNUNG:

NICHT VERGESSEN:

- ☐
- ☐
- ☐
- ☐
- ☐

PERSONEN, DENEN ICH RÜCKMELDUNG GEBEN SOLL:

- ☐
- ☐
- ☐

SPÄTER ERLEDIGEN BRAIN DUMP:

GEWOHNHEITSZIEL:

ERLEDIGT! ☐

Dein Fokus-Tagesplaner

SO MO DI MI DO FR SA

DATUM:

FOKUS/NOTIZ:

SELBST-FÜRSORGE

HEUTE – ZEIT GEBLOCKT FÜR:

5:00
6:00
7:00
8:00
9:00
10:00
11:00
12:00
13:00
14:00
15:00
16:00
17:00
18:00
19:00
20:00
21:00

LANGWEILIGE (ABER NOTWENDIGE) AUFGABEN:

01
02
03

MEINE ANSCHLIESSENDE BELOHNUNG:

NICHT VERGESSEN:

- [ ]
- [ ]
- [ ]
- [ ]
- [ ]

PERSONEN, DENEN ICH RÜCKMELDUNG GEBEN SOLL:

- [ ]
- [ ]
- [ ]

SPÄTER ERLEDIGEN BRAIN DUMP:

GEWOHNHEITSZIEL:

ERLEDIGT!

Dein Fokus-Tagesplaner

SO MO DI MI DO FR SA

DATUM:

FOKUS/NOTIZ:

SELBST-FÜRSORGE

HEUTE – ZEIT GEBLOCKT FÜR:

5:00	
6:00	
7:00	
8:00	
9:00	
10:00	
11:00	
12:00	
13:00	
14:00	
15:00	
16:00	
17:00	
18:00	
19:00	
20:00	
21:00	

LANGWEILIGE (ABER NOTWENDIGE) AUFGABEN:

01	
02	
03	

MEINE ANSCHLIESSENDE BELOHNUNG:

NICHT VERGESSEN:

- ☐
- ☐
- ☐
- ☐
- ☐

PERSONEN, DENEN ICH RÜCKMELDUNG GEBEN SOLL:

- ☐
- ☐
- ☐

SPÄTER ERLEDIGEN BRAIN DUMP:

GEWOHNHEITSZIEL:

ERLEDIGT! ☐

Dein Fokus-Tagesplaner

FOKUS/NOTIZ:

SO MO DI MI DO FR SA

DATUM:

SELBST-FÜRSORGE

HEUTE – ZEIT GEBLOCKT FÜR:

5:00	
6:00	
7:00	
8:00	
9:00	
10:00	
11:00	
12:00	
13:00	
14:00	
15:00	
16:00	
17:00	
18:00	
19:00	
20:00	
21:00	

LANGWEILIGE (ABER NOTWENDIGE) AUFGABEN:

01	
02	
03	

MEINE ANSCHLIESSENDE BELOHNUNG:

NICHT VERGESSEN:

- ☐
- ☐
- ☐
- ☐
- ☐

PERSONEN, DENEN ICH RÜCKMELDUNG GEBEN SOLL:

- ☐
- ☐
- ☐

SPÄTER ERLEDIGEN BRAIN DUMP:

GEWOHNHEITSZIEL:

ERLEDIGT! ☐

Dein Fokus-Tagesplaner

FOKUS/NOTIZ:

SO MO DI MI DO FR SA

DATUM:

SELBST-FÜRSORGE

HEUTE – ZEIT GEBLOCKT FÜR:

5:00	
6:00	
7:00	
8:00	
9:00	
10:00	
11:00	
12:00	
13:00	
14:00	
15:00	
16:00	
17:00	
18:00	
19:00	
20:00	
21:00	

LANGWEILIGE (ABER NOTWENDIGE) AUFGABEN:

01	
02	
03	

MEINE ANSCHLIESSENDE BELOHNUNG:

NICHT VERGESSEN:

- ☐
- ☐
- ☐
- ☐
- ☐

PERSONEN, DENEN ICH RÜCKMELDUNG GEBEN SOLL:

- ☐
- ☐
- ☐

SPÄTER ERLEDIGEN BRAIN DUMP:

GEWOHNHEITSZIEL:

ERLEDIGT! ☐

Dein Fokus-Tagesplaner

SO MO DI MI DO FR SA

DATUM:

FOKUS/NOTIZ:

SELBST-FÜRSORGE

HEUTE – ZEIT GEBLOCKT FÜR:

5:00	
6:00	
7:00	
8:00	
9:00	
10:00	
11:00	
12:00	
13:00	
14:00	
15:00	
16:00	
17:00	
18:00	
19:00	
20:00	
21:00	

LANGWEILIGE (ABER NOTWENDIGE) AUFGABEN:

01	
02	
03	

MEINE ANSCHLIESSENDE BELOHNUNG:

NICHT VERGESSEN:

- [ ]
- [ ]
- [ ]
- [ ]
- [ ]

PERSONEN, DENEN ICH RÜCKMELDUNG GEBEN SOLL:

- [ ]
- [ ]
- [ ]

SPÄTER ERLEDIGEN BRAIN DUMP:

GEWOHNHEITSZIEL:

ERLEDIGT!

Take 10, Every 10 | REFLEKTIEREN

Zeit für einen Zwischencheck. Du musst nicht alles ausfüllen, nur die Elemente, die dich ansprechen.

WIE ICH MICH FÜHLE:

DATUM: SO ◯ MO ◯ DI ◯ MI ◯ DO ◯ FR ◯ SA ◯

ERFOLGE (GROSSE ODER KLEINE):

- [ ]
- [ ]
- [ ]

WIE ICH SIE GEFEIERT HABE:

GLIMMER:

- [ ]
- [ ]
- [ ]

TRIGGER:

- [ ]
- [ ]
- [ ]

AKTUELLE LIEBLINGS-PLAYLIST:

MEINE AKTUELLE HYPERFIXIERUNG:

RAD DER SELBSTFÜRSORGE:

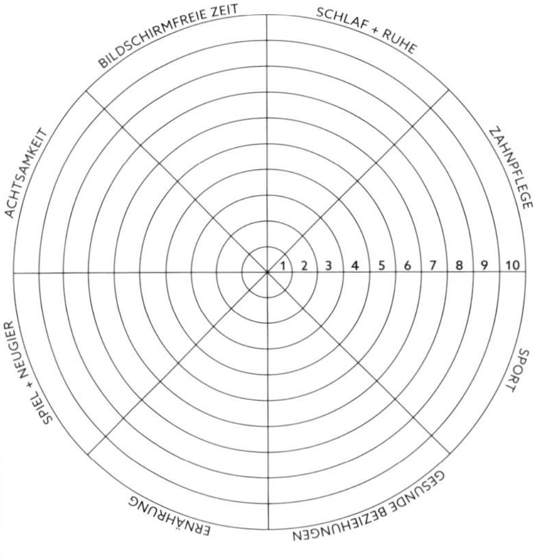

✳ Schätze deine Selbstfürsorge ein, indem du die Felder im Rad entsprechend ausmalst. 1 zeigt den geringsten Grad an, 10 den höchsten Grad.

GEWOHNHEITEN - ZWISCHENSTAND:

✳ Welche Gewohnheiten habe ich gut oder konsequent erfüllt?

✳ Welche Gewohnheiten habe ich aufgegeben und warum (z. B. nicht genügend Unterstützung/mangelndes Verantwortungsgefühl)

✳ Warum sind diese Gewohnheiten für mich und meine Werte so wichtig?

✳ Wie werde ich mich fühlen, wenn ich sie in mein Leben integriere?

Take 10, Every 10 | NEU AUSRICHTEN

Verwende nun deine Notizen der vorherigen Seiten, die du für dein Weiterkommen brauchst - in deinem eigenen Tempo.

GEWOHNHEITEN, AN DENEN ICH ARBEITE:

AUFGABEN, DIE ICH VORANTREIBE:

- ☐
- ☐
- ☐

TOP-PRIORITÄTEN:

- ☐
- ☐
- ☐

ZU SCHWER:

- ☐
- ☐
- ☐

WAS MIR DURCH DEN KOPF GEHT:

* In dieses Feld kannst du wie in ein Tagebuch schreiben oder Dinge notieren, über die du dir Sorgen machst.

MEIN SEELENZIEL:

* Siehe Seelenziele auf Seite 96

RASCH AUSMALEN (BERUHIGT):

Verwende ausschließlich orangene Farbtöne.

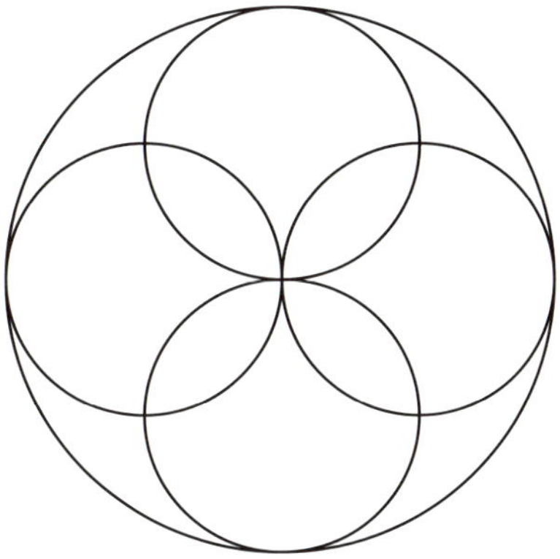

* Tipp: Das Ausmalen in Schattierungen **derselben Farbe** fördert den Wechsel von divergentem zu konvergentem Denken.

MEIN MOTIVATIONSSATZ/MANTRA ALS ANTRIEB:

Dein Fokus-Tagesplaner

SO MO DI MI DO FR SA

DATUM:

SELBST-FÜRSORGE

FOKUS/NOTIZ:

HEUTE – ZEIT GEBLOCKT FÜR:

5:00	
6:00	
7:00	
8:00	
9:00	
10:00	
11:00	
12:00	
13:00	
14:00	
15:00	
16:00	
17:00	
18:00	
19:00	
20:00	
21:00	

LANGWEILIGE (ABER NOTWENDIGE) AUFGABEN:

01	
02	
03	

MEINE ANSCHLIESSENDE BELOHNUNG:

NICHT VERGESSEN:

- [ ]
- [ ]
- [ ]
- [ ]
- [ ]

PERSONEN, DENEN ICH RÜCKMELDUNG GEBEN SOLL:

- [ ]
- [ ]
- [ ]

SPÄTER ERLEDIGEN BRAIN DUMP:

GEWOHNHEITSZIEL:

ERLEDIGT!

Dein Fokus-Tagesplaner

SO MO DI MI DO FR SA

DATUM:

FOKUS/NOTIZ:

SELBST-FÜRSORGE

HEUTE – ZEIT GEBLOCKT FÜR:

5:00
6:00
7:00
8:00
9:00
10:00
11:00
12:00
13:00
14:00
15:00
16:00
17:00
18:00
19:00
20:00
21:00

LANGWEILIGE (ABER NOTWENDIGE) AUFGABEN:

01
02
03

MEINE ANSCHLIESSENDE BELOHNUNG:

NICHT VERGESSEN:

- [ ]
- [ ]
- [ ]
- [ ]
- [ ]

PERSONEN, DENEN ICH RÜCKMELDUNG GEBEN SOLL:

- [ ]
- [ ]
- [ ]

SPÄTER ERLEDIGEN BRAIN DUMP:

GEWOHNHEITSZIEL:

ERLEDIGT!

Dein Fokus-Tagesplaner

SO MO DI MI DO FR SA

DATUM:

FOKUS/NOTIZ:

SELBST-FÜRSORGE

HEUTE – ZEIT GEBLOCKT FÜR:

5:00	
6:00	
7:00	
8:00	
9:00	
10:00	
11:00	
12:00	
13:00	
14:00	
15:00	
16:00	
17:00	
18:00	
19:00	
20:00	
21:00	

LANGWEILIGE (ABER NOTWENDIGE) AUFGABEN:

01	
02	
03	

MEINE ANSCHLIESSENDE BELOHNUNG:

NICHT VERGESSEN:

- ☐
- ☐
- ☐
- ☐
- ☐

PERSONEN, DENEN ICH RÜCKMELDUNG GEBEN SOLL:

- ☐
- ☐
- ☐

SPÄTER ERLEDIGEN BRAIN DUMP:

GEWOHNHEITSZIEL:

ERLEDIGT! ☐

Dein Fokus-Tagesplaner

SO MO DI MI DO FR SA

DATUM:

FOKUS/NOTIZ:

SELBST-FÜRSORGE

HEUTE – ZEIT GEBLOCKT FÜR:

5:00	
6:00	
7:00	
8:00	
9:00	
10:00	
11:00	
12:00	
13:00	
14:00	
15:00	
16:00	
17:00	
18:00	
19:00	
20:00	
21:00	

LANGWEILIGE (ABER NOTWENDIGE) AUFGABEN:

01

02

03

MEINE ANSCHLIESSENDE BELOHNUNG:

NICHT VERGESSEN:

- [ ]
- [ ]
- [ ]
- [ ]
- [ ]

PERSONEN, DENEN ICH RÜCKMELDUNG GEBEN SOLL:

- [ ]
- [ ]
- [ ]

SPÄTER ERLEDIGEN BRAIN DUMP:

GEWOHNHEITSZIEL:

ERLEDIGT!

Dein Fokus-Tagesplaner

SO MO DI MI DO FR SA

DATUM:

FOKUS/NOTIZ:

SELBST-FÜRSORGE

HEUTE – ZEIT GEBLOCKT FÜR:

5:00
6:00
7:00
8:00
9:00
10:00
11:00
12:00
13:00
14:00
15:00
16:00
17:00
18:00
19:00
20:00
21:00

LANGWEILIGE (ABER NOTWENDIGE) AUFGABEN:

01
02
03

MEINE ANSCHLIESSENDE BELOHNUNG:

NICHT VERGESSEN:

- [ ]
- [ ]
- [ ]
- [ ]
- [ ]

PERSONEN, DENEN ICH RÜCKMELDUNG GEBEN SOLL:

- [ ]
- [ ]
- [ ]

SPÄTER ERLEDIGEN BRAIN DUMP:

GEWOHNHEITSZIEL:

ERLEDIGT!

Dein Fokus-Tagesplaner

SO MO DI MI DO FR SA

DATUM:

FOKUS/NOTIZ:

SELBST-FÜRSORGE

HEUTE – ZEIT GEBLOCKT FÜR:

5:00	
6:00	
7:00	
8:00	
9:00	
10:00	
11:00	
12:00	
13:00	
14:00	
15:00	
16:00	
17:00	
18:00	
19:00	
20:00	
21:00	

LANGWEILIGE (ABER NOTWENDIGE) AUFGABEN:

01	
02	
03	

MEINE ANSCHLIESSENDE BELOHNUNG:

NICHT VERGESSEN:

- [ ]
- [ ]
- [ ]
- [ ]
- [ ]

PERSONEN, DENEN ICH RÜCKMELDUNG GEBEN SOLL:

- [ ]
- [ ]
- [ ]

SPÄTER ERLEDIGEN BRAIN DUMP:

GEWOHNHEITSZIEL:

ERLEDIGT!

Dein Fokus-Tagesplaner

SO MO DI MI DO FR SA

DATUM:

SELBST-FÜRSORGE

FOKUS/NOTIZ:

HEUTE – ZEIT GEBLOCKT FÜR:

5:00	
6:00	
7:00	
8:00	
9:00	
10:00	
11:00	
12:00	
13:00	
14:00	
15:00	
16:00	
17:00	
18:00	
19:00	
20:00	
21:00	

LANGWEILIGE (ABER NOTWENDIGE) AUFGABEN:

01

02

03

MEINE ANSCHLIESSENDE BELOHNUNG:

NICHT VERGESSEN:

- ☐
- ☐
- ☐
- ☐
- ☐

PERSONEN, DENEN ICH RÜCKMELDUNG GEBEN SOLL:

- ☐
- ☐
- ☐

SPÄTER ERLEDIGEN BRAIN DUMP:

GEWOHNHEITSZIEL:

ERLEDIGT! ☐

Dein Fokus-Tagesplaner

SO MO DI MI DO FR SA

DATUM:

FOKUS/NOTIZ:

SELBST-FÜRSORGE

HEUTE – ZEIT GEBLOCKT FÜR:

5:00
6:00
7:00
8:00
9:00
10:00
11:00
12:00
13:00
14:00
15:00
16:00
17:00
18:00
19:00
20:00
21:00

LANGWEILIGE (ABER NOTWENDIGE) AUFGABEN:

01
02
03

MEINE ANSCHLIESSENDE BELOHNUNG:

NICHT VERGESSEN:

☐
☐
☐
☐
☐

PERSONEN, DENEN ICH RÜCKMELDUNG GEBEN SOLL:

☐
☐
☐

SPÄTER ERLEDIGEN BRAIN DUMP:

GEWOHNHEITSZIEL:

ERLEDIGT! ☐

Dein Fokus-Tagesplaner

FOKUS/NOTIZ:

SO MO DI MI DO FR SA

DATUM:

SELBST-FÜRSORGE

HEUTE – ZEIT GEBLOCKT FÜR:

5:00	
6:00	
7:00	
8:00	
9:00	
10:00	
11:00	
12:00	
13:00	
14:00	
15:00	
16:00	
17:00	
18:00	
19:00	
20:00	
21:00	

LANGWEILIGE (ABER NOTWENDIGE) AUFGABEN:

01	
02	
03	

MEINE ANSCHLIESSENDE BELOHNUNG:

NICHT VERGESSEN:

- ☐
- ☐
- ☐
- ☐
- ☐

PERSONEN, DENEN ICH RÜCKMELDUNG GEBEN SOLL:

- ☐
- ☐
- ☐

SPÄTER ERLEDIGEN BRAIN DUMP:

GEWOHNHEITSZIEL:

ERLEDIGT! ☐

Dein Fokus-Tagesplaner

SO MO DI MI DO FR SA

DATUM:

FOKUS/NOTIZ:

SELBST-FÜRSORGE

HEUTE – ZEIT GEBLOCKT FÜR:

5:00	
6:00	
7:00	
8:00	
9:00	
10:00	
11:00	
12:00	
13:00	
14:00	
15:00	
16:00	
17:00	
18:00	
19:00	
20:00	
21:00	

LANGWEILIGE (ABER NOTWENDIGE) AUFGABEN:

01	
02	
03	

MEINE ANSCHLIESSENDE BELOHNUNG:

NICHT VERGESSEN:

- ☐
- ☐
- ☐
- ☐
- ☐

PERSONEN, DENEN ICH RÜCKMELDUNG GEBEN SOLL:

- ☐
- ☐
- ☐

SPÄTER ERLEDIGEN BRAIN DUMP:

GEWOHNHEITSZIEL:

ERLEDIGT! ☐

Take 10, Every 10 | REFLEKTIEREN

Zeit für einen Zwischencheck. Du musst nicht alles ausfüllen, nur die Elemente, die dich ansprechen.

WIE ICH MICH FÜHLE:

DATUM: SO ○ MO ○ DI ○ MI ○ DO ○ FR ○ SA ○

ERFOLGE (GROSSE ODER KLEINE):

- ☐
- ☐
- ☐

WIE ICH SIE GEFEIERT HABE:

GLIMMER:

- ☐
- ☐
- ☐

TRIGGER:

- ☐
- ☐
- ☐

AKTUELLE LIEBLINGS-PLAYLIST:

MEINE AKTUELLE HYPERFIXIERUNG:

RAD DER SELBSTFÜRSORGE:

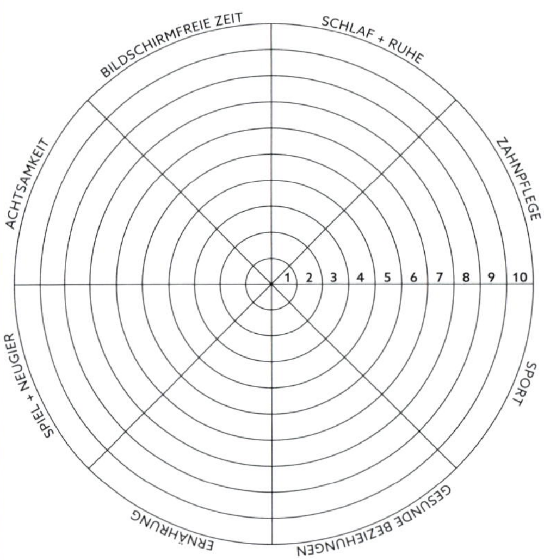

* Schätze deine Selbstfürsorge ein, indem du die Felder im Rad entsprechend ausmalst. 1 zeigt den geringsten Grad an, 10 den höchsten Grad.

GEWOHNHEITEN – ZWISCHENSTAND:

* Welche Gewohnheiten habe ich gut oder konsequent erfüllt?
* Welche Gewohnheiten habe ich aufgegeben und warum (z. B. nicht genügend Unterstützung/mangelndes Verantwortungsgefühl)
* Warum sind diese Gewohnheiten für mich und meine Werte so wichtig?
* Wie werde ich mich fühlen, wenn ich sie in mein Leben integriere?

Take 10, Every 10 | NEU AUSRICHTEN

Verwende nun deine Notizen der vorherigen Seiten,
die du für dein Weiterkommen brauchst - in deinem eigenen Tempo.

GEWOHNHEITEN, AN DENEN ICH ARBEITE:

AUFGABEN, DIE ICH VORANTREIBE:

☐

☐

☐

TOP-PRIORITÄTEN:

☐

☐

☐

ZU SCHWER:

☐

☐

☐

WAS MIR DURCH DEN KOPF GEHT:

✱ In dieses Feld kannst du wie in ein Tagebuch schreiben oder Dinge notieren, über die du dir Sorgen machst.

MEIN SEELENZIEL:

✱ Siehe Seelenziele auf Seite 96

RASCH AUSMALEN (BERUHIGT):

Verwende ausschließlich blaue Farbtöne.

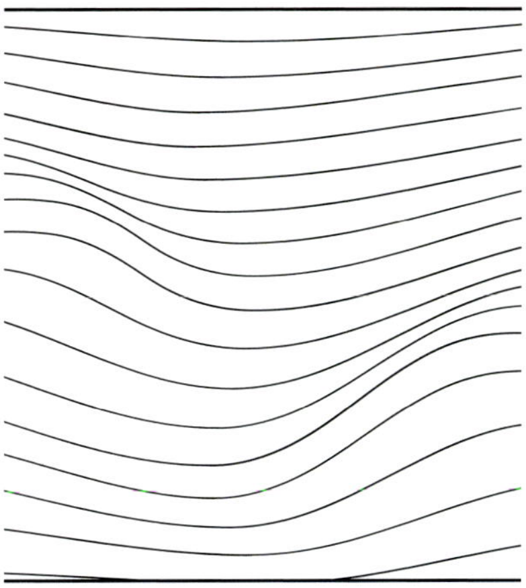

✱ Tipp: Das Ausmalen in Schattierungen **derselben Farbe** fördert den Wechsel von divergentem zu konvergentem Denken.

MEIN MOTIVATIONSSATZ/MANTRA ALS ANTRIEB:

Dein Fokus-Tagesplaner

SO MO DI MI DO FR SA

DATUM:

FOKUS/NOTIZ:

SELBST-FÜRSORGE

HEUTE – ZEIT GEBLOCKT FÜR:

5:00	
6:00	
7:00	
8:00	
9:00	
10:00	
11:00	
12:00	
13:00	
14:00	
15:00	
16:00	
17:00	
18:00	
19:00	
20:00	
21:00	

LANGWEILIGE (ABER NOTWENDIGE) AUFGABEN:

01	
02	
03	

MEINE ANSCHLIESSENDE BELOHNUNG:

NICHT VERGESSEN:

- [ ]
- [ ]
- [ ]
- [ ]
- [ ]

PERSONEN, DENEN ICH RÜCKMELDUNG GEBEN SOLL:

- [ ]
- [ ]
- [ ]

SPÄTER ERLEDIGEN BRAIN DUMP:

GEWOHNHEITSZIEL:

ERLEDIGT!

Dein Fokus-Tagesplaner

SO MO DI MI DO FR SA

DATUM:

FOKUS/NOTIZ:

SELBST-FÜRSORGE

HEUTE – ZEIT GEBLOCKT FÜR:

5:00	
6:00	
7:00	
8:00	
9:00	
10:00	
11:00	
12:00	
13:00	
14:00	
15:00	
16:00	
17:00	
18:00	
19:00	
20:00	
21:00	

LANGWEILIGE (ABER NOTWENDIGE) AUFGABEN:

01	
02	
03	

MEINE ANSCHLIESSENDE BELOHNUNG:

NICHT VERGESSEN:

- [ ]
- [ ]
- [ ]
- [ ]
- [ ]

PERSONEN, DENEN ICH RÜCKMELDUNG GEBEN SOLL:

- [ ]
- [ ]
- [ ]

SPÄTER ERLEDIGEN BRAIN DUMP:

GEWOHNHEITSZIEL:

ERLEDIGT!

Dein Fokus-Tagesplaner

FOKUS/NOTIZ:

SO MO DI MI DO FR SA

DATUM:

SELBST-FÜRSORGE

HEUTE – ZEIT GEBLOCKT FÜR:

5:00	
6:00	
7:00	
8:00	
9:00	
10:00	
11:00	
12:00	
13:00	
14:00	
15:00	
16:00	
17:00	
18:00	
19:00	
20:00	
21:00	

LANGWEILIGE (ABER NOTWENDIGE) AUFGABEN:

01	
02	
03	

MEINE ANSCHLIESSENDE BELOHNUNG:

NICHT VERGESSEN:

- [ ]
- [ ]
- [ ]
- [ ]
- [ ]

PERSONEN, DENEN ICH RÜCKMELDUNG GEBEN SOLL:

- [ ]
- [ ]
- [ ]

SPÄTER ERLEDIGEN BRAIN DUMP:

GEWOHNHEITSZIEL:

ERLEDIGT!

Dein Fokus-Tagesplaner

FOKUS/NOTIZ:

SO MO DI MI DO FR SA

DATUM:

SELBST-FÜRSORGE

HEUTE – ZEIT GEBLOCKT FÜR:

5:00

6:00

7:00

8:00

9:00

10:00

11:00

12:00

13:00

14:00

15:00

16:00

17:00

18:00

19:00

20:00

21:00

LANGWEILIGE (ABER NOTWENDIGE) AUFGABEN:

01

02

03

MEINE ANSCHLIESSENDE BELOHNUNG:

NICHT VERGESSEN:

- [ ]
- [ ]
- [ ]
- [ ]
- [ ]

PERSONEN, DENEN ICH RÜCKMELDUNG GEBEN SOLL:

- [ ]
- [ ]
- [ ]

SPÄTER ERLEDIGEN BRAIN DUMP:

GEWOHNHEITSZIEL:

ERLEDIGT!

Dein Fokus-Tagesplaner

SO MO DI MI DO FR SA

DATUM:

FOKUS/NOTIZ:

SELBST-FÜRSORGE

HEUTE – ZEIT GEBLOCKT FÜR:

5:00
6:00
7:00
8:00
9:00
10:00
11:00
12:00
13:00
14:00
15:00
16:00
17:00
18:00
19:00
20:00
21:00

LANGWEILIGE (ABER NOTWENDIGE) AUFGABEN:

01
02
03

MEINE ANSCHLIESSENDE BELOHNUNG:

NICHT VERGESSEN:

- [ ]
- [ ]
- [ ]
- [ ]
- [ ]

PERSONEN, DENEN ICH RÜCKMELDUNG GEBEN SOLL:

- [ ]
- [ ]
- [ ]

SPÄTER ERLEDIGEN BRAIN DUMP:

GEWOHNHEITSZIEL:

ERLEDIGT!

Dein Fokus-Tagesplaner

SO MO DI MI DO FR SA

DATUM:

FOKUS/NOTIZ:

SELBST-FÜRSORGE

HEUTE – ZEIT GEBLOCKT FÜR:

5:00	
6:00	
7:00	
8:00	
9:00	
10:00	
11:00	
12:00	
13:00	
14:00	
15:00	
16:00	
17:00	
18:00	
19:00	
20:00	
21:00	

LANGWEILIGE (ABER NOTWENDIGE) AUFGABEN:

01	
02	
03	

MEINE ANSCHLIESSENDE BELOHNUNG:

NICHT VERGESSEN:

- [ ]
- [ ]
- [ ]
- [ ]
- [ ]

PERSONEN, DENEN ICH RÜCKMELDUNG GEBEN SOLL:

- [ ]
- [ ]
- [ ]

SPÄTER ERLEDIGEN BRAIN DUMP:

GEWOHNHEITSZIEL:

ERLEDIGT!

Dein Fokus-Tagesplaner

SO MO DI MI DO FR SA

DATUM:

FOKUS/NOTIZ:

SELBST-FÜRSORGE

HEUTE – ZEIT GEBLOCKT FÜR:

5:00
6:00
7:00
8:00
9:00
10:00
11:00
12:00
13:00
14:00
15:00
16:00
17:00
18:00
19:00
20:00
21:00

LANGWEILIGE (ABER NOTWENDIGE) AUFGABEN:

01
02
03

MEINE ANSCHLIESSENDE BELOHNUNG:

NICHT VERGESSEN:

- [ ]
- [ ]
- [ ]
- [ ]
- [ ]

PERSONEN, DENEN ICH RÜCKMELDUNG GEBEN SOLL:

- [ ]
- [ ]
- [ ]

SPÄTER ERLEDIGEN BRAIN DUMP:

GEWOHNHEITSZIEL:

ERLEDIGT! ☐

Dein Fokus-Tagesplaner

SO MO DI MI DO FR SA

DATUM:

FOKUS/NOTIZ:

SELBST-FÜRSORGE

HEUTE – ZEIT GEBLOCKT FÜR:

5:00	
6:00	
7:00	
8:00	
9:00	
10:00	
11:00	
12:00	
13:00	
14:00	
15:00	
16:00	
17:00	
18:00	
19:00	
20:00	
21:00	

LANGWEILIGE (ABER NOTWENDIGE) AUFGABEN:

01	
02	
03	

MEINE ANSCHLIESSENDE BELOHNUNG:

NICHT VERGESSEN:

- ☐
- ☐
- ☐
- ☐
- ☐

PERSONEN, DENEN ICH RÜCKMELDUNG GEBEN SOLL:

- ☐
- ☐
- ☐

SPÄTER ERLEDIGEN BRAIN DUMP:

GEWOHNHEITSZIEL:

ERLEDIGT! ☐

Dein Fokus-Tagesplaner

FOKUS/NOTIZ:

SO MO DI MI DO FR SA

DATUM:

SELBST-FÜRSORGE

HEUTE – ZEIT GEBLOCKT FÜR:

5:00
6:00
7:00
8:00
9:00
10:00
11:00
12:00
13:00
14:00
15:00
16:00
17:00
18:00
19:00
20:00
21:00

LANGWEILIGE (ABER NOTWENDIGE) AUFGABEN:

01
02
03

MEINE ANSCHLIESSENDE BELOHNUNG:

NICHT VERGESSEN:

PERSONEN, DENEN ICH RÜCKMELDUNG GEBEN SOLL:

SPÄTER ERLEDIGEN BRAIN DUMP:

GEWOHNHEITSZIEL:

ERLEDIGT!

Dein Fokus-Tagesplaner

SO	MO	DI	MI	DO	FR	SA
○	○	○	○	○	○	○

DATUM:

FOKUS/NOTIZ:

SELBST-FÜRSORGE

HEUTE – ZEIT GEBLOCKT FÜR:

5:00	
6:00	
7:00	
8:00	
9:00	
10:00	
11:00	
12:00	
13:00	
14:00	
15:00	
16:00	
17:00	
18:00	
19:00	
20:00	
21:00	

LANGWEILIGE (ABER NOTWENDIGE) AUFGABEN:

01	
02	
03	

MEINE ANSCHLIESSENDE BELOHNUNG:

NICHT VERGESSEN:

- ☐
- ☐
- ☐
- ☐
- ☐

PERSONEN, DENEN ICH RÜCKMELDUNG GEBEN SOLL:

- ☐
- ☐
- ☐

SPÄTER ERLEDIGEN BRAIN DUMP:

GEWOHNHEITSZIEL:

ERLEDIGT! ☐

Take 10, Every 10 | REFLEKTIEREN

Zeit für einen Zwischencheck. Du musst nicht alles ausfüllen, nur die Elemente, die dich ansprechen.

WIE ICH MICH FÜHLE:

DATUM: SO MO DI MI DO FR SA
○ ○ ○ ○ ○ ○ ○

ERFOLGE (GROSSE ODER KLEINE):

☐

☐

☐

WIE ICH SIE GEFEIERT HABE:

GLIMMER:

☐

☐

☐

TRIGGER:

☐

☐

☐

AKTUELLE LIEBLINGS-PLAYLIST:

MEINE AKTUELLE HYPERFIXIERUNG:

RAD DER SELBSTFÜRSORGE:

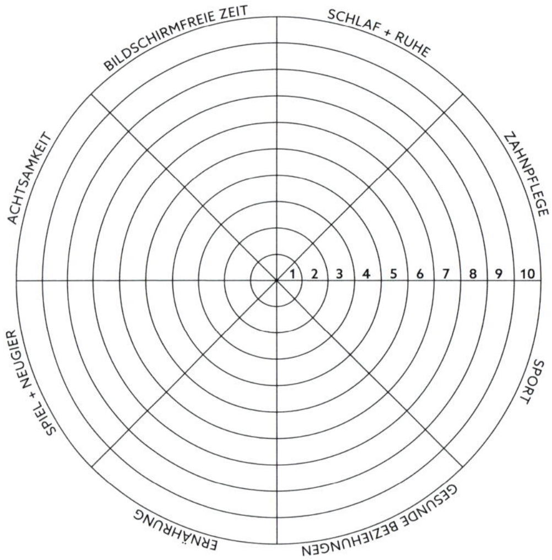

✳ Schätze deine Selbstfürsorge ein, indem du die Felder im Rad entsprechend ausmalst. 1 zeigt den geringsten Grad an, 10 den höchsten Grad.

GEWOHNHEITEN - ZWISCHENSTAND:

✳ Welche Gewohnheiten habe ich gut oder konsequent erfüllt?

✳ Welche Gewohnheiten habe ich aufgegeben und warum (z. B. nicht genügend Unterstützung/mangelndes Verantwortungsgefühl)

✳ Warum sind diese Gewohnheiten für mich und meine Werte so wichtig?

✳ Wie werde ich mich fühlen, wenn ich sie in mein Leben integriere?

Take 10, Every 10 | NEU AUSRICHTEN

Verwende nun deine Notizen der vorherigen Seiten,
die du für dein Weiterkommen brauchst - in deinem eigenen Tempo.

GEWOHNHEITEN, AN DENEN ICH ARBEITE:

AUFGABEN, DIE ICH VORANTREIBE:

- [ ]
- [ ]
- [ ]

TOP-PRIORITÄTEN:

- [ ]
- [ ]
- [ ]

ZU SCHWER:

- [ ]
- [ ]
- [ ]

WAS MIR DURCH DEN KOPF GEHT:

* In dieses Feld kannst du wie in ein Tagebuch schreiben oder Dinge notieren, über die du dir Sorgen machst.

MEIN SEELENZIEL:

* Siehe Seelenziele auf Seite 96

RASCH AUSMALEN (BERUHIGT):

Verwende ausschließlich rosa Farbtöne.

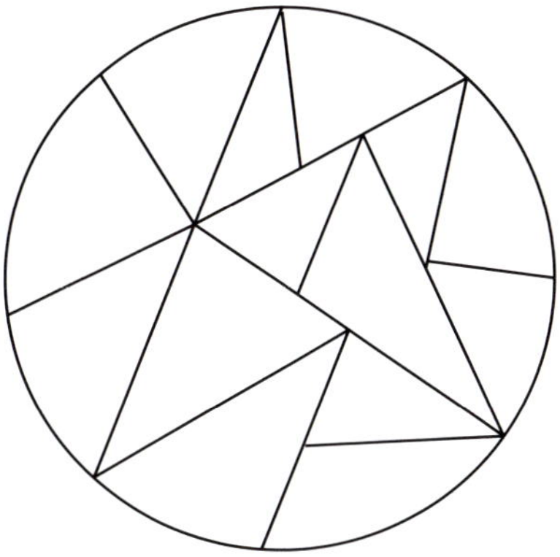

* Tipp: Das Ausmalen in Schattierungen **derselben Farbe** fördert den Wechsel von divergentem zu konvergentem Denken.

MEIN MOTIVATIONSSATZ/MANTRA ALS ANTRIEB:

Dein Fokus-Tagesplaner

SO MO DI MI DO FR SA

DATUM:

FOKUS/NOTIZ:

SELBST-FÜRSORGE

HEUTE – ZEIT GEBLOCKT FÜR:

5:00	
6:00	
7:00	
8:00	
9:00	
10:00	
11:00	
12:00	
13:00	
14:00	
15:00	
16:00	
17:00	
18:00	
19:00	
20:00	
21:00	

LANGWEILIGE (ABER NOTWENDIGE) AUFGABEN:

01	
02	
03	

MEINE ANSCHLIESSENDE BELOHNUNG:

NICHT VERGESSEN:

- ☐
- ☐
- ☐
- ☐
- ☐

PERSONEN, DENEN ICH RÜCKMELDUNG GEBEN SOLL:

- ☐
- ☐
- ☐

SPÄTER ERLEDIGEN BRAIN DUMP:

GEWOHNHEITSZIEL:

ERLEDIGT! ☐

Dein Fokus-Tagesplaner

SO MO DI MI DO FR SA

DATUM:

FOKUS/NOTIZ:

SELBST-FÜRSORGE

HEUTE – ZEIT GEBLOCKT FÜR:

5:00
6:00
7:00
8:00
9:00
10:00
11:00
12:00
13:00
14:00
15:00
16:00
17:00
18:00
19:00
20:00
21:00

LANGWEILIGE (ABER NOTWENDIGE) AUFGABEN:

01
02
03

MEINE ANSCHLIESSENDE BELOHNUNG:

NICHT VERGESSEN:

☐
☐
☐
☐
☐

PERSONEN, DENEN ICH RÜCKMELDUNG GEBEN SOLL:

☐
☐
☐

SPÄTER ERLEDIGEN BRAIN DUMP:

GEWOHNHEITSZIEL:

ERLEDIGT! ☐

Dein Fokus-Tagesplaner

SO MO DI MI DO FR SA

DATUM:

FOKUS/NOTIZ:

SELBST-FÜRSORGE

HEUTE – ZEIT GEBLOCKT FÜR:

5:00	
6:00	
7:00	
8:00	
9:00	
10:00	
11:00	
12:00	
13:00	
14:00	
15:00	
16:00	
17:00	
18:00	
19:00	
20:00	
21:00	

LANGWEILIGE (ABER NOTWENDIGE) AUFGABEN:

01

02

03

MEINE ANSCHLIESSENDE BELOHNUNG:

NICHT VERGESSEN:

- [ ]
- [ ]
- [ ]
- [ ]
- [ ]

PERSONEN, DENEN ICH RÜCKMELDUNG GEBEN SOLL:

- [ ]
- [ ]
- [ ]

SPÄTER ERLEDIGEN BRAIN DUMP:

GEWOHNHEITSZIEL:

ERLEDIGT!

Dein Fokus-Tagesplaner

SO MO DI MI DO FR SA

DATUM:

FOKUS/NOTIZ:

SELBST-FÜRSORGE

HEUTE – ZEIT GEBLOCKT FÜR:

5:00	
6:00	
7:00	
8:00	
9:00	
10:00	
11:00	
12:00	
13:00	
14:00	
15:00	
16:00	
17:00	
18:00	
19:00	
20:00	
21:00	

LANGWEILIGE (ABER NOTWENDIGE) AUFGABEN:

01	
02	
03	

MEINE ANSCHLIESSENDE BELOHNUNG:

NICHT VERGESSEN:

- ☐
- ☐
- ☐
- ☐
- ☐

PERSONEN, DENEN ICH RÜCKMELDUNG GEBEN SOLL:

- ☐
- ☐
- ☐

SPÄTER ERLEDIGEN BRAIN DUMP:

GEWOHNHEITSZIEL:

ERLEDIGT! ☐

Dein Fokus-Tagesplaner

SO MO DI MI DO FR SA

DATUM:

FOKUS/NOTIZ:

SELBST-FÜRSORGE

HEUTE – ZEIT GEBLOCKT FÜR:

5:00	
6:00	
7:00	
8:00	
9:00	
10:00	
11:00	
12:00	
13:00	
14:00	
15:00	
16:00	
17:00	
18:00	
19:00	
20:00	
21:00	

LANGWEILIGE (ABER NOTWENDIGE) AUFGABEN:

01

02

03

MEINE ANSCHLIESSENDE BELOHNUNG:

NICHT VERGESSEN:

- ☐
- ☐
- ☐
- ☐
- ☐

PERSONEN, DENEN ICH RÜCKMELDUNG GEBEN SOLL:

- ☐
- ☐
- ☐

SPÄTER ERLEDIGEN BRAIN DUMP:

GEWOHNHEITSZIEL:

ERLEDIGT! ☐

Dein Fokus-Tagesplaner

FOKUS/NOTIZ:

SO MO DI MI DO FR SA

DATUM:

SELBST-FÜRSORGE

HEUTE – ZEIT GEBLOCKT FÜR:

5:00
6:00
7:00
8:00
9:00
10:00
11:00
12:00
13:00
14:00
15:00
16:00
17:00
18:00
19:00
20:00
21:00

LANGWEILIGE (ABER NOTWENDIGE) AUFGABEN:

01
02
03

MEINE ANSCHLIESSENDE BELOHNUNG:

NICHT VERGESSEN:

- [ ]
- [ ]
- [ ]
- [ ]
- [ ]

PERSONEN, DENEN ICH RÜCKMELDUNG GEBEN SOLL:

- [ ]
- [ ]
- [ ]

SPÄTER ERLEDIGEN BRAIN DUMP:

GEWOHNHEITSZIEL:

ERLEDIGT!

Dein Fokus-Tagesplaner

SO MO DI MI DO FR SA

DATUM:

FOKUS/NOTIZ:

SELBST-FÜRSORGE

HEUTE – ZEIT GEBLOCKT FÜR:

5:00
6:00
7:00
8:00
9:00
10:00
11:00
12:00
13:00
14:00
15:00
16:00
17:00
18:00
19:00
20:00
21:00

LANGWEILIGE (ABER NOTWENDIGE) AUFGABEN:

01
02
03

MEINE ANSCHLIESSENDE BELOHNUNG:

NICHT VERGESSEN:

- [ ]
- [ ]
- [ ]
- [ ]
- [ ]

PERSONEN, DENEN ICH RÜCKMELDUNG GEBEN SOLL:

- [ ]
- [ ]
- [ ]

SPÄTER ERLEDIGEN BRAIN DUMP:

GEWOHNHEITSZIEL:

ERLEDIGT!

Dein Fokus-Tagesplaner

FOKUS/NOTIZ:

SO MO DI MI DO FR SA

DATUM:

SELBST-FÜRSORGE

HEUTE – ZEIT GEBLOCKT FÜR:

5:00	
6:00	
7:00	
8:00	
9:00	
10:00	
11:00	
12:00	
13:00	
14:00	
15:00	
16:00	
17:00	
18:00	
19:00	
20:00	
21:00	

LANGWEILIGE (ABER NOTWENDIGE) AUFGABEN:

01	
02	
03	

MEINE ANSCHLIESSENDE BELOHNUNG:

NICHT VERGESSEN:

- [ ]
- [ ]
- [ ]
- [ ]
- [ ]

PERSONEN, DENEN ICH RÜCKMELDUNG GEBEN SOLL:

- [ ]
- [ ]
- [ ]

SPÄTER ERLEDIGEN BRAIN DUMP:

GEWOHNHEITSZIEL:

ERLEDIGT!

Dein Fokus-Tagesplaner

SO MO DI MI DO FR SA

DATUM:

FOKUS/NOTIZ:

SELBST-FÜRSORGE

HEUTE – ZEIT GEBLOCKT FÜR:

5:00	
6:00	
7:00	
8:00	
9:00	
10:00	
11:00	
12:00	
13:00	
14:00	
15:00	
16:00	
17:00	
18:00	
19:00	
20:00	
21:00	

LANGWEILIGE (ABER NOTWENDIGE) AUFGABEN:

01	
02	
03	

MEINE ANSCHLIESSENDE BELOHNUNG:

NICHT VERGESSEN:

- ☐
- ☐
- ☐
- ☐
- ☐

PERSONEN, DENEN ICH RÜCKMELDUNG GEBEN SOLL:

- ☐
- ☐
- ☐

SPÄTER ERLEDIGEN BRAIN DUMP:

GEWOHNHEITSZIEL:

ERLEDIGT! ☐

Dein Fokus-Tagesplaner

SO MO DI MI DO FR SA

DATUM:

FOKUS/NOTIZ:

SELBST-FÜRSORGE

HEUTE – ZEIT GEBLOCKT FÜR:

5:00	
6:00	
7:00	
8:00	
9:00	
10:00	
11:00	
12:00	
13:00	
14:00	
15:00	
16:00	
17:00	
18:00	
19:00	
20:00	
21:00	

LANGWEILIGE (ABER NOTWENDIGE) AUFGABEN:

01	
02	
03	

MEINE ANSCHLIESSENDE BELOHNUNG:

NICHT VERGESSEN:

- [ ]
- [ ]
- [ ]
- [ ]
- [ ]

PERSONEN, DENEN ICH RÜCKMELDUNG GEBEN SOLL:

- [ ]
- [ ]
- [ ]

SPÄTER ERLEDIGEN BRAIN DUMP:

GEWOHNHEITSZIEL:

ERLEDIGT!

Take 10, Every 10 | REFLEKTIEREN

Zeit für einen Zwischencheck. Du musst nicht alles ausfüllen, nur die Elemente, die dich ansprechen.

WIE ICH MICH FÜHLE:

DATUM: SO MO DI MI DO FR SA

ERFOLGE (GROSSE ODER KLEINE):

- [ ]
- [ ]
- [ ]

WIE ICH SIE GEFEIERT HABE:

GLIMMER:

- [ ]
- [ ]
- [ ]

TRIGGER:

- [ ]
- [ ]
- [ ]

AKTUELLE LIEBLINGS-PLAYLIST:

MEINE AKTUELLE HYPERFIXIERUNG:

RAD DER SELBSTFÜRSORGE:

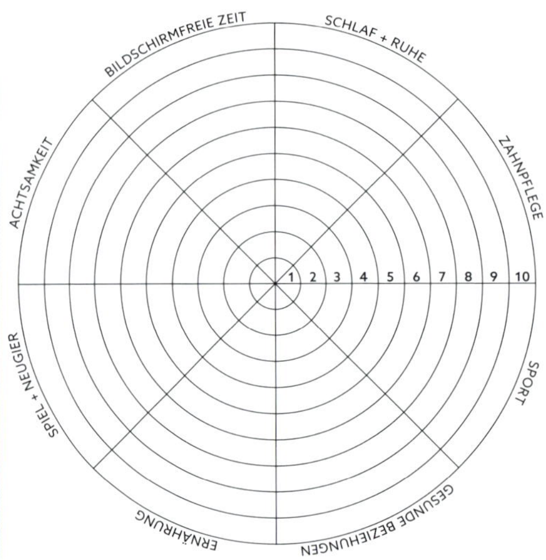

* Schätze deine Selbstfürsorge ein, indem du die Felder im Rad entsprechend ausmalst. 1 zeigt den geringsten Grad an, 10 den höchsten Grad.

GEWOHNHEITEN - ZWISCHENSTAND:

* Welche Gewohnheiten habe ich gut oder konsequent erfüllt?

* Welche Gewohnheiten habe ich aufgegeben und warum (z. B. nicht genügend Unterstützung/mangelndes Verantwortungsgefühl)

* Warum sind diese Gewohnheiten für mich und meine Werte so wichtig?

* Wie werde ich mich fühlen, wenn ich sie in mein Leben integriere?

Take 10, Every 10 | NEU AUSRICHTEN

Verwende nun deine Notizen der vorherigen Seiten,
die du für dein Weiterkommen brauchst - in deinem eigenen Tempo.

GEWOHNHEITEN, AN DENEN ICH ARBEITE:

AUFGABEN, DIE ICH VORANTREIBE:

- [ ]
- [ ]
- [ ]

TOP-PRIORITÄTEN:

- [ ]
- [ ]
- [ ]

ZU SCHWER:

- [ ]
- [ ]
- [ ]

WAS MIR DURCH DEN KOPF GEHT:

* In dieses Feld kannst du wie in ein Tagebuch schreiben oder Dinge notieren, über die du dir Sorgen machst.

MEIN SEELENZIEL:

* Siehe Seelenziele auf Seite 96

RASCH AUSMALEN (BERUHIGT):

Verwende ausschließlich grüne Farbtöne.

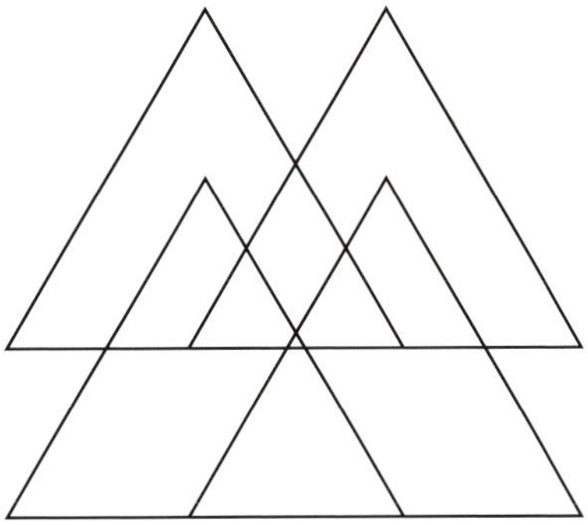

* Tipp: Das Ausmalen in Schattierungen **derselben Farbe** fördert den Wechsel von divergentem zu konvergentem Denken.

MEIN MOTIVATIONSSATZ/MANTRA ALS ANTRIEB:

Dein Fokus-Tagesplaner

SO MO DI MI DO FR SA

DATUM:

FOKUS/NOTIZ:

SELBST-FÜRSORGE

HEUTE – ZEIT GEBLOCKT FÜR:

5:00
6:00
7:00
8:00
9:00
10:00
11:00
12:00
13:00
14:00
15:00
16:00
17:00
18:00
19:00
20:00
21:00

LANGWEILIGE (ABER NOTWENDIGE) AUFGABEN:

01
02
03

MEINE ANSCHLIESSENDE BELOHNUNG:

NICHT VERGESSEN:

- ☐
- ☐
- ☐
- ☐
- ☐

PERSONEN, DENEN ICH RÜCKMELDUNG GEBEN SOLL:

- ☐
- ☐
- ☐

SPÄTER ERLEDIGEN BRAIN DUMP:

GEWOHNHEITSZIEL:

ERLEDIGT! ☐

Dein Fokus-Tagesplaner

SO MO DI MI DO FR SA

DATUM:

FOKUS/NOTIZ:

SELBST-FÜRSORGE

HEUTE – ZEIT GEBLOCKT FÜR:

5:00	
6:00	
7:00	
8:00	
9:00	
10:00	
11:00	
12:00	
13:00	
14:00	
15:00	
16:00	
17:00	
18:00	
19:00	
20:00	
21:00	

LANGWEILIGE (ABER NOTWENDIGE) AUFGABEN:

01	
02	
03	

MEINE ANSCHLIESSENDE BELOHNUNG:

NICHT VERGESSEN:

- ☐
- ☐
- ☐
- ☐
- ☐

PERSONEN, DENEN ICH RÜCKMELDUNG GEBEN SOLL:

- ☐
- ☐
- ☐

SPÄTER ERLEDIGEN BRAIN DUMP:

GEWOHNHEITSZIEL:

ERLEDIGT! ☐

Dein Fokus-Tagesplaner

SO MO DI MI DO FR SA

DATUM:

FOKUS/NOTIZ:

SELBST-FÜRSORGE

HEUTE – ZEIT GEBLOCKT FÜR:

5:00
6:00
7:00
8:00
9:00
10:00
11:00
12:00
13:00
14:00
15:00
16:00
17:00
18:00
19:00
20:00
21:00

LANGWEILIGE (ABER NOTWENDIGE) AUFGABEN:

01
02
03

MEINE ANSCHLIESSENDE BELOHNUNG:

NICHT VERGESSEN:

☐
☐
☐
☐
☐

PERSONEN, DENEN ICH RÜCKMELDUNG GEBEN SOLL:

☐
☐
☐

SPÄTER ERLEDIGEN BRAIN DUMP:

GEWOHNHEITSZIEL:

ERLEDIGT! ☐

Dein Fokus-Tagesplaner

FOKUS/NOTIZ:

SO MO DI MI DO FR SA

DATUM:

SELBST-FÜRSORGE

HEUTE – ZEIT GEBLOCKT FÜR:

5:00	
6:00	
7:00	
8:00	
9:00	
10:00	
11:00	
12:00	
13:00	
14:00	
15:00	
16:00	
17:00	
18:00	
19:00	
20:00	
21:00	

LANGWEILIGE (ABER NOTWENDIGE) AUFGABEN:

01	
02	
03	

MEINE ANSCHLIESSENDE BELOHNUNG:

NICHT VERGESSEN:

- ☐
- ☐
- ☐
- ☐
- ☐

PERSONEN, DENEN ICH RÜCKMELDUNG GEBEN SOLL:

- ☐
- ☐
- ☐

SPÄTER ERLEDIGEN BRAIN DUMP:

GEWOHNHEITSZIEL:

ERLEDIGT! ☐

Dein Fokus-Tagesplaner

SO MO DI MI DO FR SA

DATUM:

SELBST-FÜRSORGE

FOKUS/NOTIZ:

HEUTE – ZEIT GEBLOCKT FÜR:

5:00	
6:00	
7:00	
8:00	
9:00	
10:00	
11:00	
12:00	
13:00	
14:00	
15:00	
16:00	
17:00	
18:00	
19:00	
20:00	
21:00	

LANGWEILIGE (ABER NOTWENDIGE) AUFGABEN:

01	
02	
03	

MEINE ANSCHLIESSENDE BELOHNUNG:

NICHT VERGESSEN:

- ☐
- ☐
- ☐
- ☐
- ☐

PERSONEN, DENEN ICH RÜCKMELDUNG GEBEN SOLL:

- ☐
- ☐
- ☐

SPÄTER ERLEDIGEN BRAIN DUMP:

GEWOHNHEITSZIEL:

ERLEDIGT! ☐

Dein Fokus-Tagesplaner

FOKUS/NOTIZ:

SO MO DI MI DO FR SA

DATUM:

SELBST-FÜRSORGE

HEUTE – ZEIT GEBLOCKT FÜR:

5:00	
6:00	
7:00	
8:00	
9:00	
10:00	
11:00	
12:00	
13:00	
14:00	
15:00	
16:00	
17:00	
18:00	
19:00	
20:00	
21:00	

LANGWEILIGE (ABER NOTWENDIGE) AUFGABEN:

01	
02	
03	

MEINE ANSCHLIESSENDE BELOHNUNG:

NICHT VERGESSEN:

- [ ]
- [ ]
- [ ]
- [ ]
- [ ]

PERSONEN, DENEN ICH RÜCKMELDUNG GEBEN SOLL:

- [ ]
- [ ]
- [ ]

SPÄTER ERLEDIGEN BRAIN DUMP:

GEWOHNHEITSZIEL:

ERLEDIGT!

Dein Fokus-Tagesplaner

SO MO DI MI DO FR SA

DATUM:

FOKUS/NOTIZ:

SELBST-FÜRSORGE

HEUTE – ZEIT GEBLOCKT FÜR:

5:00	
6:00	
7:00	
8:00	
9:00	
10:00	
11:00	
12:00	
13:00	
14:00	
15:00	
16:00	
17:00	
18:00	
19:00	
20:00	
21:00	

LANGWEILIGE (ABER NOTWENDIGE) AUFGABEN:

01	
02	
03	

MEINE ANSCHLIESSENDE BELOHNUNG:

NICHT VERGESSEN:

- [ ]
- [ ]
- [ ]
- [ ]
- [ ]

PERSONEN, DENEN ICH RÜCKMELDUNG GEBEN SOLL:

- [ ]
- [ ]
- [ ]

SPÄTER ERLEDIGEN BRAIN DUMP:

GEWOHNHEITSZIEL:

ERLEDIGT!

Dein Fokus-Tagesplaner

SO MO DI MI DO FR SA

DATUM:

FOKUS/NOTIZ:

SELBST-FÜRSORGE

HEUTE – ZEIT GEBLOCKT FÜR:

5:00	
6:00	
7:00	
8:00	
9:00	
10:00	
11:00	
12:00	
13:00	
14:00	
15:00	
16:00	
17:00	
18:00	
19:00	
20:00	
21:00	

LANGWEILIGE (ABER NOTWENDIGE) AUFGABEN:

01	
02	
03	

MEINE ANSCHLIESSENDE BELOHNUNG:

NICHT VERGESSEN:

- ☐
- ☐
- ☐
- ☐
- ☐

PERSONEN, DENEN ICH RÜCKMELDUNG GEBEN SOLL:

- ☐
- ☐
- ☐

SPÄTER ERLEDIGEN BRAIN DUMP:

GEWOHNHEITSZIEL:

ERLEDIGT! ☐

Dein Fokus-Tagesplaner

SO MO DI MI DO FR SA

DATUM:

SELBST-FÜRSORGE

FOKUS/NOTIZ:

HEUTE – ZEIT GEBLOCKT FÜR:

5:00	
6:00	
7:00	
8:00	
9:00	
10:00	
11:00	
12:00	
13:00	
14:00	
15:00	
16:00	
17:00	
18:00	
19:00	
20:00	
21:00	

LANGWEILIGE (ABER NOTWENDIGE) AUFGABEN:

01	
02	
03	

MEINE ANSCHLIESSENDE BELOHNUNG:

NICHT VERGESSEN:

- [ ]
- [ ]
- [ ]
- [ ]
- [ ]

PERSONEN, DENEN ICH RÜCKMELDUNG GEBEN SOLL:

- [ ]
- [ ]
- [ ]

SPÄTER ERLEDIGEN BRAIN DUMP:

GEWOHNHEITSZIEL:

ERLEDIGT!

Dein Fokus-Tagesplaner

SO MO DI MI DO FR SA

DATUM:

FOKUS/NOTIZ:

SELBST-FÜRSORGE

HEUTE – ZEIT GEBLOCKT FÜR:

5:00	
6:00	
7:00	
8:00	
9:00	
10:00	
11:00	
12:00	
13:00	
14:00	
15:00	
16:00	
17:00	
18:00	
19:00	
20:00	
21:00	

LANGWEILIGE (ABER NOTWENDIGE) AUFGABEN:

01	
02	
03	

MEINE ANSCHLIESSENDE BELOHNUNG:

NICHT VERGESSEN:

- [ ]
- [ ]
- [ ]
- [ ]
- [ ]

PERSONEN, DENEN ICH RÜCKMELDUNG GEBEN SOLL:

- [ ]
- [ ]
- [ ]

SPÄTER ERLEDIGEN BRAIN DUMP:

GEWOHNHEITSZIEL:

ERLEDIGT!

Take 10, Every 10 | REFLEKTIEREN

Zeit für einen Zwischencheck. Du musst nicht alles ausfüllen, nur die Elemente, die dich ansprechen.

WIE ICH MICH FÜHLE:

DATUM: SO MO DI MI DO FR SA

ERFOLGE (GROSSE ODER KLEINE):

☐

☐

☐

WIE ICH SIE GEFEIERT HABE:

GLIMMER:

☐

☐

☐

TRIGGER:

☐

☐

☐

AKTUELLE LIEBLINGS-PLAYLIST:

MEINE AKTUELLE HYPERFIXIERUNG:

RAD DER SELBSTFÜRSORGE:

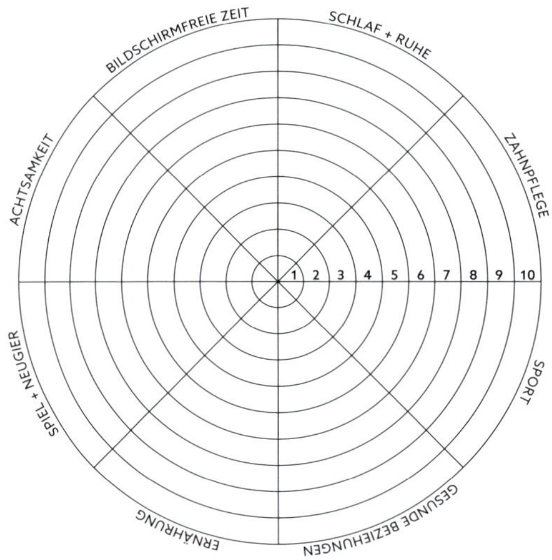

✱ Schätze deine Selbstfürsorge ein, indem du die Felder im Rad entsprechend ausmalst. 1 zeigt den geringsten Grad an, 10 den höchsten Grad.

GEWOHNHEITEN - ZWISCHENSTAND:

✱ Welche Gewohnheiten habe ich gut oder konsequent erfüllt?

✱ Welche Gewohnheiten habe ich aufgegeben und warum (z. B. nicht genügend Unterstützung/mangelndes Verantwortungsgefühl)

✱ Warum sind diese Gewohnheiten für mich und meine Werte so wichtig?

✱ Wie werde ich mich fühlen, wenn ich sie in mein Leben integriere?

Take 10, Every 10 | NEU AUSRICHTEN

Verwende nun deine Notizen der vorherigen Seiten,
die du für dein Weiterkommen brauchst - in deinem eigenen Tempo.

GEWOHNHEITEN, AN DENEN ICH ARBEITE:

AUFGABEN, DIE ICH VORANTREIBE:

☐

☐

☐

TOP-PRIORITÄTEN:

☐

☐

☐

ZU SCHWER:

☐

☐

☐

WAS MIR DURCH DEN KOPF GEHT:

✳ In dieses Feld kannst du wie in ein Tagebuch schreiben oder Dinge notieren, über die du dir Sorgen machst.

MEIN SEELENZIEL:

✳ Siehe Seelenziele auf Seite 96

RASCH AUSMALEN (BERUHIGT):

Verwende ausschließlich violette Farbtöne.

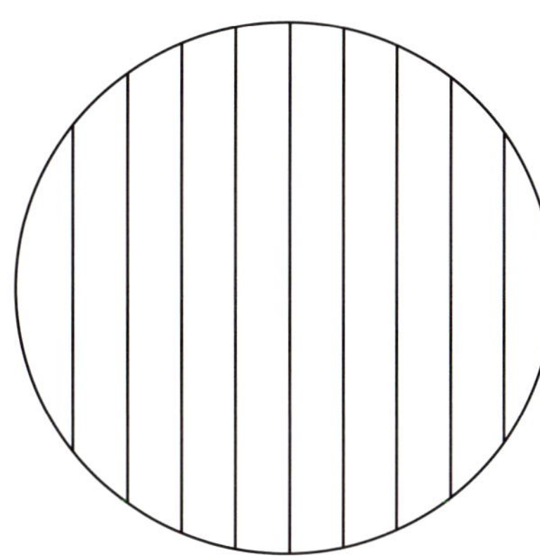

✳ Tipp: Das Ausmalen in Schattierungen **derselben Farbe** fördert den Wechsel von divergentem zu konvergentem Denken.

MEIN MOTIVATIONSSATZ/MANTRA ALS ANTRIEB:

Dein Fokus-Tagesplaner

SO MO DI MI DO FR SA

DATUM:

FOKUS/NOTIZ:

SELBST-FÜRSORGE

HEUTE – ZEIT GEBLOCKT FÜR:

5:00	
6:00	
7:00	
8:00	
9:00	
10:00	
11:00	
12:00	
13:00	
14:00	
15:00	
16:00	
17:00	
18:00	
19:00	
20:00	
21:00	

LANGWEILIGE (ABER NOTWENDIGE) AUFGABEN:

01	
02	
03	

MEINE ANSCHLIESSENDE BELOHNUNG:

NICHT VERGESSEN:

- ☐
- ☐
- ☐
- ☐
- ☐

PERSONEN, DENEN ICH RÜCKMELDUNG GEBEN SOLL:

- ☐
- ☐
- ☐

SPÄTER ERLEDIGEN BRAIN DUMP:

GEWOHNHEITSZIEL:

ERLEDIGT! ☐

Dein Fokus-Tagesplaner

SO MO DI MI DO FR SA

DATUM:

FOKUS/NOTIZ:

SELBST-FÜRSORGE

HEUTE – ZEIT GEBLOCKT FÜR:

5:00	
6:00	
7:00	
8:00	
9:00	
10:00	
11:00	
12:00	
13:00	
14:00	
15:00	
16:00	
17:00	
18:00	
19:00	
20:00	
21:00	

LANGWEILIGE (ABER NOTWENDIGE) AUFGABEN:

01	
02	
03	

MEINE ANSCHLIESSENDE BELOHNUNG:

NICHT VERGESSEN:

- ☐
- ☐
- ☐
- ☐
- ☐

PERSONEN, DENEN ICH RÜCKMELDUNG GEBEN SOLL:

- ☐
- ☐
- ☐

SPÄTER ERLEDIGEN BRAIN DUMP:

GEWOHNHEITSZIEL:

ERLEDIGT! ☐

Dein Fokus-Tagesplaner

SO MO DI MI DO FR SA

DATUM:

FOKUS/NOTIZ:

SELBST-FÜRSORGE

HEUTE – ZEIT GEBLOCKT FÜR:

5:00	
6:00	
7:00	
8:00	
9:00	
10:00	
11:00	
12:00	
13:00	
14:00	
15:00	
16:00	
17:00	
18:00	
19:00	
20:00	
21:00	

LANGWEILIGE (ABER NOTWENDIGE) AUFGABEN:

01	
02	
03	

MEINE ANSCHLIESSENDE BELOHNUNG:

NICHT VERGESSEN:

- ☐
- ☐
- ☐
- ☐
- ☐

PERSONEN, DENEN ICH RÜCKMELDUNG GEBEN SOLL:

- ☐
- ☐
- ☐

SPÄTER ERLEDIGEN BRAIN DUMP:

GEWOHNHEITSZIEL:

ERLEDIGT! ☐

Dein Fokus-Tagesplaner

SO MO DI MI DO FR SA

DATUM:

SELBST-FÜRSORGE

FOKUS/NOTIZ:

HEUTE – ZEIT GEBLOCKT FÜR:

5:00	
6:00	
7:00	
8:00	
9:00	
10:00	
11:00	
12:00	
13:00	
14:00	
15:00	
16:00	
17:00	
18:00	
19:00	
20:00	
21:00	

LANGWEILIGE (ABER NOTWENDIGE) AUFGABEN:

01	
02	
03	

MEINE ANSCHLIESSENDE BELOHNUNG:

NICHT VERGESSEN:

- [ ]
- [ ]
- [ ]
- [ ]
- [ ]

PERSONEN, DENEN ICH RÜCKMELDUNG GEBEN SOLL:

- [ ]
- [ ]
- [ ]

SPÄTER ERLEDIGEN BRAIN DUMP:

GEWOHNHEITSZIEL:

ERLEDIGT!

Dein Fokus-Tagesplaner

FOKUS/NOTIZ:

SO MO DI MI DO FR SA

DATUM:

SELBST-FÜRSORGE

HEUTE – ZEIT GEBLOCKT FÜR:

5:00	
6:00	
7:00	
8:00	
9:00	
10:00	
11:00	
12:00	
13:00	
14:00	
15:00	
16:00	
17:00	
18:00	
19:00	
20:00	
21:00	

LANGWEILIGE (ABER NOTWENDIGE) AUFGABEN:

01	
02	
03	

MEINE ANSCHLIESSENDE BELOHNUNG:

NICHT VERGESSEN:

- ☐
- ☐
- ☐
- ☐
- ☐

PERSONEN, DENEN ICH RÜCKMELDUNG GEBEN SOLL:

- ☐
- ☐
- ☐

SPÄTER ERLEDIGEN BRAIN DUMP:

GEWOHNHEITSZIEL:

ERLEDIGT! ☐

Dein Fokus-Tagesplaner

SO MO DI MI DO FR SA

DATUM:

FOKUS/NOTIZ:

SELBST-FÜRSORGE

HEUTE – ZEIT GEBLOCKT FÜR:

5:00
6:00
7:00
8:00
9:00
10:00
11:00
12:00
13:00
14:00
15:00
16:00
17:00
18:00
19:00
20:00
21:00

LANGWEILIGE (ABER NOTWENDIGE) AUFGABEN:

01
02
03

MEINE ANSCHLIESSENDE BELOHNUNG:

NICHT VERGESSEN:

- [ ]
- [ ]
- [ ]
- [ ]
- [ ]

PERSONEN, DENEN ICH RÜCKMELDUNG GEBEN SOLL:

- [ ]
- [ ]
- [ ]

SPÄTER ERLEDIGEN BRAIN DUMP:

GEWOHNHEITSZIEL:

ERLEDIGT!

Dein Fokus-Tagesplaner

SO MO DI MI DO FR SA

DATUM:

FOKUS/NOTIZ:

SELBST-FÜRSORGE

HEUTE – ZEIT GEBLOCKT FÜR:

5:00	
6:00	
7:00	
8:00	
9:00	
10:00	
11:00	
12:00	
13:00	
14:00	
15:00	
16:00	
17:00	
18:00	
19:00	
20:00	
21:00	

LANGWEILIGE (ABER NOTWENDIGE) AUFGABEN:

01	
02	
03	

MEINE ANSCHLIESSENDE BELOHNUNG:

NICHT VERGESSEN:

- [ ]
- [ ]
- [ ]
- [ ]
- [ ]

PERSONEN, DENEN ICH RÜCKMELDUNG GEBEN SOLL:

- [ ]
- [ ]
- [ ]

SPÄTER ERLEDIGEN BRAIN DUMP:

GEWOHNHEITSZIEL:

ERLEDIGT!

Dein Fokus-Tagesplaner

SO MO DI MI DO FR SA

DATUM:

FOKUS/NOTIZ:

SELBST-FÜRSORGE

HEUTE – ZEIT GEBLOCKT FÜR:

5:00	
6:00	
7:00	
8:00	
9:00	
10:00	
11:00	
12:00	
13:00	
14:00	
15:00	
16:00	
17:00	
18:00	
19:00	
20:00	
21:00	

LANGWEILIGE (ABER NOTWENDIGE) AUFGABEN:

01	
02	
03	

MEINE ANSCHLIESSENDE BELOHNUNG:

NICHT VERGESSEN:

- ☐
- ☐
- ☐
- ☐
- ☐

PERSONEN, DENEN ICH RÜCKMELDUNG GEBEN SOLL:

- ☐
- ☐
- ☐

ERLEDIGT! ☐

SPÄTER ERLEDIGEN BRAIN DUMP:

GEWOHNHEITSZIEL:

Dein Fokus-Tagesplaner

FOKUS/NOTIZ:

SO MO DI MI DO FR SA

DATUM:

SELBST-FÜRSORGE

HEUTE – ZEIT GEBLOCKT FÜR:

5:00	
6:00	
7:00	
8:00	
9:00	
10:00	
11:00	
12:00	
13:00	
14:00	
15:00	
16:00	
17:00	
18:00	
19:00	
20:00	
21:00	

LANGWEILIGE (ABER NOTWENDIGE) AUFGABEN:

01	
02	
03	

MEINE ANSCHLIESSENDE BELOHNUNG:

NICHT VERGESSEN:

- ☐
- ☐
- ☐
- ☐
- ☐

PERSONEN, DENEN ICH RÜCKMELDUNG GEBEN SOLL:

- ☐
- ☐
- ☐

SPÄTER ERLEDIGEN BRAIN DUMP:

GEWOHNHEITSZIEL:

ERLEDIGT! ☐

Dein Fokus-Tagesplaner

FOKUS/NOTIZ:

SO ○ MO ○ DI ○ MI ○ DO ○ FR ○ SA ○

DATUM:

SELBST-FÜRSORGE

HEUTE – ZEIT GEBLOCKT FÜR:

5:00	
6:00	
7:00	
8:00	
9:00	
10:00	
11:00	
12:00	
13:00	
14:00	
15:00	
16:00	
17:00	
18:00	
19:00	
20:00	
21:00	

LANGWEILIGE (ABER NOTWENDIGE) AUFGABEN:

01	
02	
03	

MEINE ANSCHLIESSENDE BELOHNUNG:

NICHT VERGESSEN:

- [ ]
- [ ]
- [ ]
- [ ]
- [ ]

PERSONEN, DENEN ICH RÜCKMELDUNG GEBEN SOLL:

- [ ]
- [ ]
- [ ]

SPÄTER ERLEDIGEN BRAIN DUMP:

GEWOHNHEITSZIEL:

ERLEDIGT! ☐

Take 10, Every 10 | REFLEKTIEREN

Zeit für einen Zwischencheck. Du musst nicht alles ausfüllen, nur die Elemente, die dich ansprechen.

WIE ICH MICH FÜHLE:

DATUM: SO ○ MO ○ DI ○ MI ○ DO ○ FR ○ SA ○

ERFOLGE (GROSSE ODER KLEINE):

- ☐
- ☐
- ☐

WIE ICH SIE GEFEIERT HABE:

GLIMMER:

- ☐
- ☐
- ☐

TRIGGER:

- ☐
- ☐
- ☐

AKTUELLE LIEBLINGS-PLAYLIST:

MEINE AKTUELLE HYPERFIXIERUNG:

RAD DER SELBSTFÜRSORGE:

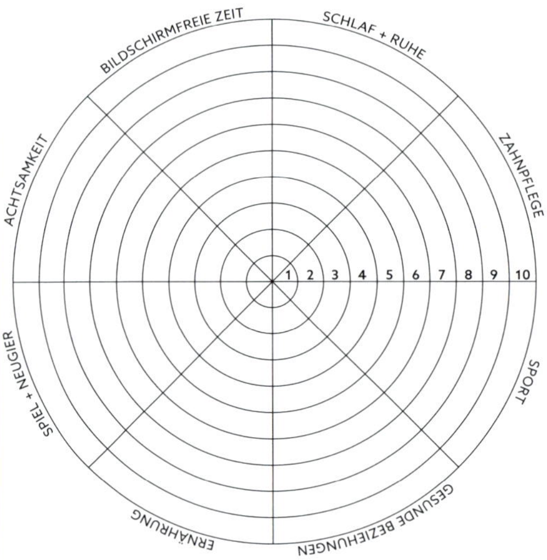

* Schätze deine Selbstfürsorge ein, indem du die Felder im Rad entsprechend ausmalst. 1 zeigt den geringsten Grad an, 10 den höchsten Grad.

GEWOHNHEITEN – ZWISCHENSTAND:

* Welche Gewohnheiten habe ich gut oder konsequent erfüllt?
* Welche Gewohnheiten habe ich aufgegeben und warum (z. B. nicht genügend Unterstützung/mangelndes Verantwortungsgefühl)
* Warum sind diese Gewohnheiten für mich und meine Werte so wichtig?
* Wie werde ich mich fühlen, wenn ich sie in mein Leben integriere?

Take 10, Every 10 | NEU AUSRICHTEN

Verwende nun deine Notizen der vorherigen Seiten, die du für dein Weiterkommen brauchst - in deinem eigenen Tempo.

GEWOHNHEITEN, AN DENEN ICH ARBEITE:

AUFGABEN, DIE ICH VORANTREIBE:

- ☐
- ☐
- ☐

TOP-PRIORITÄTEN:

- ☐
- ☐
- ☐

ZU SCHWER:

- ☐
- ☐
- ☐

WAS MIR DURCH DEN KOPF GEHT:

✳ In dieses Feld kannst du wie in ein Tagebuch schreiben oder Dinge notieren, über die du dir Sorgen machst.

MEIN SEELENZIEL:

✳ Siehe Seelenziele auf Seite 96

RASCH AUSMALEN (BERUHIGT):

Verwende ausschließlich gelbe Farbtöne.

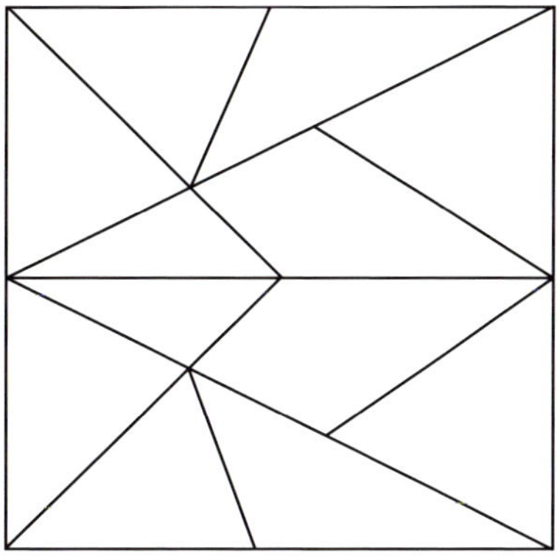

✳ Tipp: Das Ausmalen in Schattierungen **derselben Farbe** fördert den Wechsel von divergentem zu konvergentem Denken.

MEIN MOTIVATIONSSATZ/MANTRA ALS ANTRIEB:

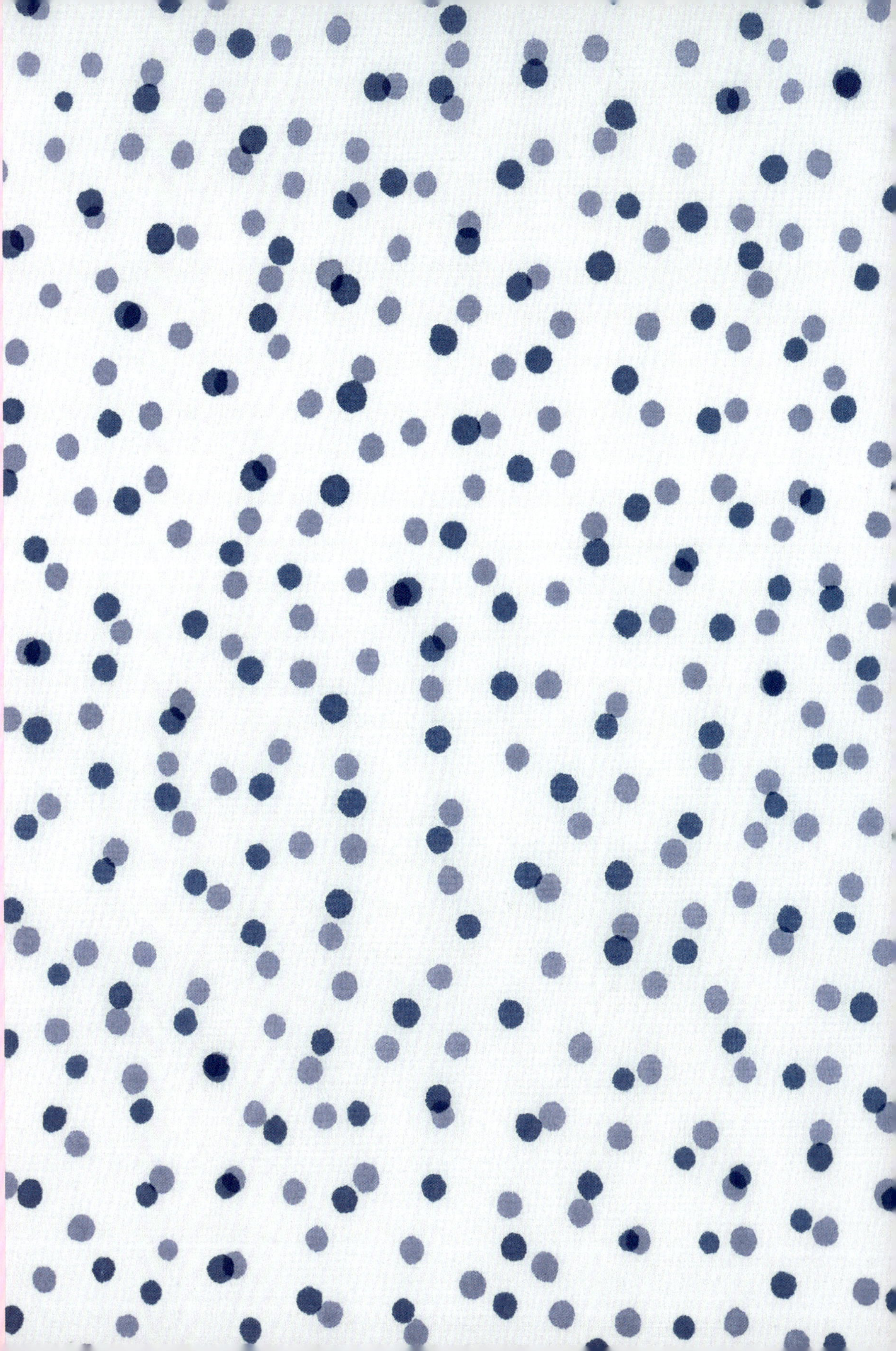

Wenn du sämtliche Vorlagen im Buch verwendet hast, kannst du dir im Zusatzmaterial (siehe QR-Code) kostenlos weitere Vorlagen herunterladen.

Deine Vorlagen-Toolbox

Dieser Teil enthält eine Reihe von Vorlagen, die speziell auf ADHS-Betroffene zugeschnitten sind. Nutze die Listen und organisatorischen Tools, um etwas Ordnung zu schaffen in deinem von aufpoppenden Ideen, administrativen Alltagspflichten, kreativen Einfällen und gedanklichen Schleifen und Irrwegen gefluteten Kopf.

ADHS-Mehrkosten-Tracker

Der Hashtag #ADHDtax führt Ereignisse auf, bei denen man (wegen seines ADHS-Gehirns) etwas vergisst und dadurch Mehrkosten hat oder etwas Wertvolles verliert. Wenn du zum Beispiel bei einer Zugfahrt so sehr in Gedanken bist, dass du beim Aussteigen deine 250 Euro teuren Kopfhörer zurücklässt. Um auf futureadhd.com weitere Vorlagen des ADHS-Mehrkosten-Trackers (auf Englisch) zu finden, gib den Hashtag #ADHDtax ein.

ADHS-EREIGNIS, DAS MIR MEHRKOSTEN VERURSACHT HAT	STRATEGIEN, UM DIESES EREIGNIS IN ZUKUNFT ZU VERMEIDEN

Warenkorb-24-Stunden-Regel

Unser ADHS-Gehirn liebt impulsive Aktionen. Gerade noch am Scrollen, haben wir wenige Minuten später fünf Objekte im Online-Warenkorb liegen und sind schon kurz davor, „Kaufen für 159 Euro" anzuklicken. Liste diese Artikel hier auf und überprüfe, ob du das brennende Kaufverlangen auch 24 Stunden später noch spürst. Dein Bankkonto wird es dir danken!

ONLINESHOP	OBJEKTE AKTUELL IN MEINEM WARENKORB	⊗	✓

Chill-Out-Checkliste

Unser ADHS-Gehirn ist manchmal ziemlich vergesslich. So kann es passieren, dass wir auf eine tollen neuen Trick oder eine Strategie stoßen und eine Woche lang Tausende Male anwenden, bis wir ihrer überdrüssig sind, sie aufgeben und ruckzuck wieder vergessen. Bevor das geschieht, notiere dir hier deine momentanen Obsessionen – deine aktuellen Playlists, Apps, Stretching/Yoga-Übungen und Lieblingsmeditationen.

MEDITATIONEN	STRETCHING/YOGA
APPS	MUSIK-PLAYLISTS Tipp: Binaurale Beats haben sich bei ADHS-lern als sehr effektiv erwiesen..

Meine angefangenen Bücher

Am liebsten lesen wir zehn Bücher gleichzeitig, stimmt's? Schreibe deinen aktuellen Lesestoff hier auf. So kannst du jederzeit darauf zurückgreifen und darin weiterlesen, wenn du zwischendurch zum nächsten spannenden Thema springst.

BUCHTITEL + BESCHREIBUNG	AUTOR/IN	✓

Aktuelle Hyperfixierung

Diese Liste dient dir als Gedächtnisstütze, um zu dem Thema deiner aktuellen Hyperfixierung sämtliche Buchtitel, Kurse, Webseiten, Podcasts, Apps und Videos zu notieren, damit du sie später wiederfindest.

THEMA:

- [ ]
- [ ]
- [ ]
- [ ]
- [ ]
- [ ]
- [ ]
- [ ]
- [ ]
- [ ]
- [ ]
- [ ]
- [ ]

Paket-Tracker

Keine Mail mehr verpassen! Verbanne die Details aus deinem Gehirn und bringe sie zu Papier – als Erinnerung, dass ein Amazon-Päckchen (oder fünf) an dich unterwegs ist.

PAKETE/BESTELLDETAILS	ANKUNFT VORAUSSICHTLICH	✓

Neue Freunde

Nie wieder peinlicherweise den Namen neuer Bekanntschaften vergessen. Juhu!

NAME	DATUM	WO GETROFFEN	WORÜBER GESPROCHEN

Ziele-Belastungstest

Nutze diese Vorlage dazu, neue Zielideen zu überprüfen oder existierende Ziele noch einmal zu bewerten, um zu sehen, ob du einige Ziele von deiner Liste streichen kannst.

1. ZIEL:

2. WAS BRINGT MIR DIESES ZIEL?

3. STELLE DIR FOLGENDE FRAGEN, BEVOR DU GELD DAFÜR AUSGIBST ODER DICH DARAUF EINLÄSST:

- ○ Ist dies ein lang gehegtes Ziel oder ein Traum von mir?
- ○ Habe ich alle damit verbundenen Kosten, auch die versteckten, abgeklärt?
- ○ Fallen Opportunitätskosten an (d. h. könnte ich die Zeit anderweitig nutzen)?
- ○ Habe ich genügend Geld dafür gespart?
- ○ Habe ich mich über die Details informiert (Podcasts, YouTube-Videos etc.)?
- ○ Würde ich auch zuerst ehrenamtlich arbeiten oder ein Praktikum machen?
- ○ Kenne ich alle negativen Aspekte und will trotzdem daran festhalten?
- ○ Kenne ich jemanden mit Erfahrung darin, den ich um Rat fragen könnte?
- ○ Habe ich überhaupt Zeit dafür? Kann ich etwas anderes dafür aufgeben?
- ○ Tut es mir gut und stärkt mich?
- ○ Welche Systeme unterstützen mich dabei?

4. WAS IST DER PREIS, WENN ICH ES NICHT TUE?

5. WERDE ICH ZU DIESEM NEUEN ZIEL JA SAGEN?

Pssst. Schau dir dazu das Beispiel auf Seite 121 an.

Divergentes/konvergentes Planen

1. RESULTAT/ZIEL/MEIN „WARUM“:

Beschreibe und visualisiere, wie du dich fühlen willst.

2. DIVERGENTES DENKEN - BRAINSTORMING:

Setze dir ein Zeitlimit zum divergenten Denken.

ZEITLIMIT ☐ MIN./STD.

3. MEINE ENTSCHEIDUNG:

4. KONVERGENTES DENKEN - AUFGABENLISTE:

Welche praktischen Schritte muss ich unternehmen, um mein Ziel zu erreichen?

- ☐
- ☐
- ☐
- ☐
- ☐
- ☐
- ☐
- ☐
- ☐
- ☐

Wenn du dich verzettelst und ins divergente Denken abdriftest, fokussiere dich auf dein Ziel. Visualisiere, wie du dich fühlen willst, und setze dieses positive Gefühl in machbare Schritte um, damit du auf Kurs bleibst. Dein zukünftiges Ich wird es dir danken.

Divergentes/konvergentes Planen

1. RESULTAT/ZIEL/MEIN „WARUM":

Beschreibe und visualisiere, wie du dich fühlen willst.

2. DIVERGENTES DENKEN – BRAINSTORMING:

Setze dir ein Zeitlimit zum divergenten Denken.

ZEITLIMIT ☐ MIN./STD.

3. MEINE ENTSCHEIDUNG:

4. KONVERGENTES DENKEN – AUFGABENLISTE:

Welche praktischen Schritte muss ich unternehmen, um mein Ziel zu erreichen?

- [ ]
- [ ]
- [ ]
- [ ]
- [ ]
- [ ]
- [ ]
- [ ]
- [ ]
- [ ]

Wenn du dich verzettelst und ins divergente Denken abdriftest, fokussiere dich auf dein Ziel. Visualisiere, wie du dich fühlen willst, und setze dieses positive Gefühl in machbare Schritte um, damit du auf Kurs bleibst. Dein zukünftiges Ich wird es dir danken.

Divergentes/konvergentes Planen

1. RESULTAT/ZIEL/MEIN „WARUM“:

Beschreibe und visualisiere, wie du dich fühlen willst.

2. DIVERGENTES DENKEN – BRAINSTORMING:

Setze dir ein Zeitlimit zum divergenten Denken.

ZEITLIMIT ☐ MIN./STD.

3. MEINE ENTSCHEIDUNG:

4. KONVERGENTES DENKEN – AUFGABENLISTE:

Welche praktischen Schritte muss ich unternehmen, um mein Ziel zu erreichen?

- ☐
- ☐
- ☐
- ☐
- ☐
- ☐
- ☐
- ☐
- ☐
- ☐

Wenn du dich verzettelst und ins divergente Denken abdriftest, fokussiere dich auf dein Ziel. Visualisiere, wie du dich fühlen willst, und setze dieses positive Gefühl in machbare Schritte um, damit du auf Kurs bleibst. Dein zukünftiges Ich wird es dir danken.

Get sh*t done days

Es ist Zeit, dass wir langweilige, aber notwendige Aufgaben in Angriff nehmen – und uns dafür auch belohnen!

- [ ]
- [ ]

MEINE ANSCHLIESSENDE BELOHNUNG:

- [ ]
- [ ]

MEINE ANSCHLIESSENDE BELOHNUNG:

- [ ]
- [ ]

ABSCHALTEN UND ENTSPANNEN:

Get sh*t done days

Es ist Zeit, dass wir langweilige, aber notwendige Aufgaben in Angriff nehmen – und uns dafür auch belohnen!

- [ ]
- [ ]

MEINE ANSCHLIESSENDE BELOHNUNG:

- [ ]
- [ ]

MEINE ANSCHLIESSENDE BELOHNUNG:

- [ ]
- [ ]

ABSCHALTEN UND ENTSPANNEN:

Get sh*t done days

Es ist Zeit, dass wir langweilige, aber notwendige Aufgaben in Angriff nehmen – und uns dafür auch belohnen!

- [ ]
- [ ]

MEINE ANSCHLIESSENDE BELOHNUNG:

- [ ]
- [ ]

MEINE ANSCHLIESSENDE BELOHNUNG:

- [ ]
- [ ]

ABSCHALTEN UND ENTSPANNEN:

Da wir diese gemeinsame Reise nun beenden, möchte ich dich noch an eine Sache erinnern:

Deine Fähigkeiten und Gaben werden in dieser Welt gebraucht und du hast *so viel* zu bieten. Ich hoffe, dass dieses Buch dich dazu inspiriert, dich mit deinem ADHS-Gehirn zu verbünden und schöne Dinge in die Welt zu tragen. Du sitzt am Steuer und du schaffst das!

Danksagungen

Dieses Buch zu schreiben, gehört zu den besten Erfahrungen meines Lebens – nicht nur, weil ich das Schreiben liebe, seitdem ich einen Stift halten kann, sondern weil mich dieses Buch so vielen großartigen Menschen nähergebracht hat. Dieses Buch „zur Welt zu bringen", verlangte von mir, mich monatelang in aller Tiefe mit mir auseinanderzusetzen und wie eine Einsiedlerin zu arbeiten, weshalb ich meine Mitmenschen mehr denn je brauchte (vor allem diejenigen mit den albernen Memes).

Danke zuallererst an Eric, meinen Ehemann und kreativen Partner – dies ist unser Buch. Dein Glaube an meine Ideen und Fähigkeiten äußerte sich in Form von unvergleichbarer Unterstützung, Ermutigung und Loyalität zu jeder Tages- und Nachtzeit. Dieses Buch würde es ohne dich nie geben, das weißt du. Danke, dass du mir immer zum perfekten Zeitpunkt etwas zu essen gebracht hast, damit ich nach der Hyperfokussierung nicht ins Hungerloch rutschte. Danke für die 138 Motivationsgespräche und Kissenschlachten, wenn mein Hirn zwischendurch einen ordentlichen Schubser brauchte. Ich liebe dich über alles.

Danke an Leo and Oregon, meine Söhne – für eure Liebesbotschaften und „Kussattacken". Wenn ich nach wochenlangem hyperfokussiertem Schreiben völlig steif wieder auftauchte, habt ihr mich wieder zurück ins Menschsein geknuddelt.

Danke an Georgie, meine Redaktionsassistentin – meine ADHS-Meme-Queen. Du hast mich bei jedem Schritt dieses Schreibprozesses begleitet, von unserem Brainstormen auf rosa Notizzetteln bis zu den nächtlichen finalen Überarbeitungen. Danke für die unzähligen WhatsApp-Chats und deine fortwährenden Hunde-GIFS. Danke, dass du jede Seite gelesen und mir dein aufmerksames, freundliches und ehrliches Feedback gegeben hast. Das ist unser #WonkaForFive!

Danke an Jessica Killingley, meine unglaubliche Literaturagentin. Ich bin so unfassbar glücklich, auf dich gestoßen zu sein – eine Agentin, die nicht nur eine Koryphäe in der Verlagswelt ist, sondern ebenfalls spät mit ADHS diagnostiziert wurde. Du verstehst die Sache. Das ist nur der Anfang und ich kann kaum erwarten, was wir als Nächstes tun!

Danke an Marian und Lauren, meine wundervollen Lektorinnen bei TarcherPerigee – für euren Glauben nicht nur an dieses Buch, sondern auch an mich als erzählende Stimme. Ihr habt von Tag eins an in mich vertraut und das bedeutet mir so viel.

Danke an meine Eltern – für eure lebenslange Liebe und Unterstützung, aber vor allem für diesen unvergesslichen Tag – nur wir drei – auf der Farm. Eure Worte haben mir so viel bedeutet. (Oh, und ich versichere dir, Mum, dass ich beim Hyperfokussieren regelmäßig Pausen gemacht habe! Einigermaßen regelmäßig ...)

Danke an Laura, meine Schwester – für unsere spätabendlichen Gespräche, bei denen wir Tränen lachten über Hyperfokussierung und Zappelei, und für deine 747 Nachrichten, mit denen du unablässig sicherstelltest, dass ich auch tatsächlich frühstückte.

Danke an Mariane Power, meine wunderbare Kollegin und Freundin – für dein wunderschönes Vorwort zu meinem Buch, deine Anmerkungen zu den Kapiteln und dafür, eine meiner größten Cheerleaderinnen zu sein.

Danke an Tara, mein Mädchen – meine ultimative Hype-Frau, für die langen Telefonate und für dein Kümmern, damit ich während des Schreibprozesses bei Sinnen blieb. Ich liebe es, dass deine Body-Doubling-Sessions immer in einen langen Lunch übergehen (ups!).

Danke an Andrea Oerter – dafür, dass du mit grandiosen, eindrucksvollen Illustrationen meine Vision auf den Innenseiten und dem Cover eingefangen hast.

Danke an Ali Rutten – meine Traumgrafikdesignerin, die du mir geholfen hast, das Innenlayout mit Leben zu füllen. Danke für deinen guten Humor, deine Geduld und deine Liebe zum Detail bei diesem Buch. Ich verspreche dir, das ist die finale, finale, FINALE Version!

Danke an Beth – für deinen Glauben an meine Fähigkeit, ein Buch zu schreiben, Jahre bevor dieses Projekt Realität wurde. Deine philosophischen Sprachnachrichten mitten in der Nacht waren exakt die Ablenkung, die ich brauchte.

Danke an meine Lieben nah und fern – Gerri, Geoff, Gramps, Ava, Joan, Andrew, Owen, Sam, Sophie, James, Lauren, Chris, Mika, Pete, Arn, Benny, Kristyn, Joe, Ali B, Rob and Amy. Danke, dass ihr mich angespornt habt!

Danke an Mohini – meine Curry-Queen, die du mein Food-Baby versorgt hast, damit ich mein Buch-Baby zur Welt bringen konnte, und die du mir in diesen intensiven Schreibwochen so viel abgenommen hast.

Danke an Cristine – für jenen lustigen Abend, als du, vor meinem Whiteboard stehend, meinen Buchentwurf auf Klebezetteln vorgelesen hast. In diesem Moment war es zum ersten Mal real für mich.

Danke an Bernice, Morgan, Tara und Georgie – für eure Beiträge zu meinem Buch durch eure Geschichten. Ich weiß, wie viele Menschen eure Worte schätzen und sich dadurch weniger allein fühlen.

Danke zu guter Letzt an meine Leserinnen und Leser, meine Instagram Community, Podcast-Hörer, *Future ADHD Planner*-Nutzer und alle Kinder, die in neuronormativen Schulen und sozialen Umgebungen zu kämpfen haben und von einer Welt träumen, in der Neurodivergenz nicht nur toleriert, sondern gefeiert wird. Findet eure Gemeinschaft und seid so laut ihr könnt. Danke, dass ihr meine Arbeit unterstützt und sie in eurem Freundes- und Familienkreis teilt. Ihr seid der Grund dafür, weshalb wir weiter drängen und die Zukunft von ADHS mitgestalten müssen.

Über die Autorin

GRACE KOELMA ist Autorin, ADHS-Pädagogin (B. Ed.), Podcasterin und qualifizierte Breathwork- und Meditationstrainerin mit beruflichem Hintergrund als Journalistin, Unternehmerin und Grafikdesignerin. Sie schrieb fast zehn Jahre lang für News Corp, entwarf individuelle Planungstools und reiste mit ihrer jungen Familie als Vollzeit-Reisefotografin um die Welt. Mittlerweile lebt sie wieder in Australien.

Im Alter von 33 Jahren wurde bei Grace die kombinierte Form von ADHS diagnostiziert – eine Erkenntnis, die ihr Leben veränderte und in ihr die Leidenschaft weckte, die Komplexität des Nervensystems, Achtsamkeit, neuronale Plastizität und deren Überschneidungen mit ADHS zu erforschen. Nachdem sie erkannt hatte, wie wenig die Bedürfnisse der ADHS-Community Berücksichtigung finden, entwarf Grace 2022 einen auf wissenschaftlicher Forschung basierenden und speziell auf ADHS-Gehirne zugeschnittenen Planer. Er wird von über 100.000 neurodivergenten Menschen begeistert genutzt und ist aktuell die Nummer eins unter den ADHS-Planern weltweit.

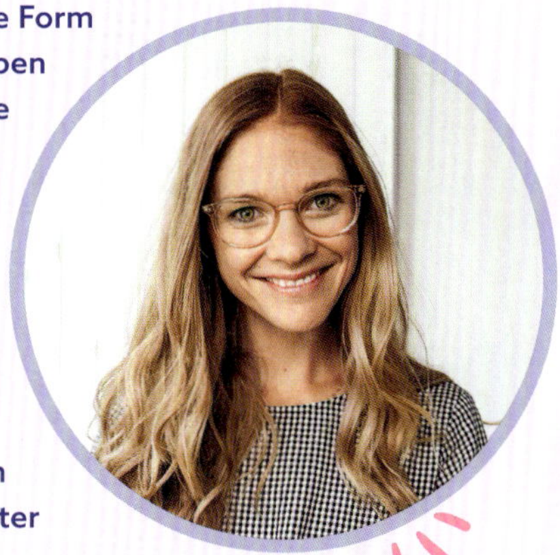

Grace führt ihre ADHS-Studien aus sehr unterschiedlichen Blickrichtungen weiter fort, u. a. in Kursen am Santa Fe Institute for Shame-Based Studies sowie anhand verschiedener Ansätze, darunter Innere Familiensysteme (IFS), Selbstbestimmungstheorie, Breathwork, Meditation und Polyvagal-Theorie zur Regulation des Nervensystems.

Mehr über das Wirken von Grace findest du auf futureadhd.com.

Quellen

S. 9 Menschen mit ADHS, so zeigt die Forschung, besitzen einzigartige Stärken ...

- Song, P., Zha, M., Yang, Q., Zhang, Y., Li, X., + Rudan, I. (2021). The prevalence of adult attention-deficit hyperactivity disorder: A global systematic review and meta-analysis. **Journal of Global Health**, 11, 04009.

S. 11 In einer Welt, in der ADHS einzig in Bezug auf ihre Defizite definiert wird ...

- Bertilsdotter Rosqvist, H., Hultman, L., Österborg Wiklund, S., Nygren, A., Storm, P., + Sandberg, G. (2023). Intensity and variable attention: Counter narrating ADHD, from ADHD deficits to ADHD difference. **British Journal of Social Work, 53**(8), 3647–3664.
- Cortese, S., Sabé, M., Chen, C., Perroud, N., + Solmi, M. (2022). Half a century of research on attention-deficit/hyperactivity disorder: A scientometric study. **Neuroscience + Biobehavioral Reviews**, 140, 104769.

S. 18 5,9 % der Kinder und 2,5 % der Erwachsenen sind schätzungsweise von ADHS betroffen ...

- Faraone, S. V., Banaschewski, T., Coghill, D., Zheng, Y., et al. (2021). The World Federation of ADHD International Consensus Statement: 208 evidence-based conclusions about the disorder. **Neuroscience + Biobehavioral Reviews**, 128, 789–818.

S. 18 Das DSM-5 ... differenziert drei ADHS-Typen je nach Erscheinungsbild ...

- American Psychiatric Association. (2013). **Diagnostic and statistical manual of mental disorders** (5th ed.). American Psychiatric Publishing.

S. 19 Eine [formelle] Diagnose kann validierend sein, dir bei der Suche nach Unterstützung helfen und ...

- Pawaskar, M., Fridman, M., Grebla, R., + Madhoo, M. (2019). Comparison of quality of life, productivity, functioning and self-esteem in adults diagnosed with ADHD and with symptomatic ADHD. **Journal of Attention Disorders**, 24(1), 136–144.
- Nyström, A., Petersson, K., + Janlöv, A. C. (2020). Being different but striving to seem normal: The lived experiences of people aged 50+ with ADHD. **Issues in Mental Health Nursing**, 41(6), 476–485.

S. 19 Wie Studien durchweg zeigen, wird ADHS bei Mädchen in der Kindheit nur unzureichend diagnostiziert, ...

- Stenner, P., O'Dell, L., + Davies, A. (2019). Adult women and ADHD: On the temporal dimensions of ADHD identities. **Journal of Theory and Social Behavior**, 49, 179–197.
- Hinshaw, S. P. (2021). Looking back on 42 years of research on ADHD in females. Duke Center for Girls and Women with ADHD.
- Attoe, D. E., + Climie, E. A. (2023). Miss. Diagnosis: A systematic review of ADHD in adult women. **Journal of Attention Disorders**, 27(7), 645–657.
- Waite, R. (2010). Women with ADHD: It is an explanation, not the excuse du jour. **Perspectives in Psychiatric Care**, 46, 182–196.

S. 19 Hast du deine ADHS-Diagnose oder Selbstdiagnose spät im Leben erhalten, sind vielerlei Emotionen ganz normal ...

- Attoe, D. E., + Climie, E. A. (2023). Miss. Diagnosis: A systematic review of ADHD in adult women. **Journal of Attention Disorders**, 27(7), 645–657.
- Kooij, J. J. S., Huss, M., Asherson, P., Akehurst, R., Beusterien, K., French, A., Sasané, R., + Hodgkins, P. (2012). Distinguishing comorbidity and successful management of adult ADHD. **Journal of Attention Disorders**, 16(5_suppl), 3S–19S.
- Nyström, A., Petersson, K., + Janlöv, A. C. (2020). Being different but striving to seem normal: The lived experiences of people aged 50+ with ADHD. **Issues in Mental Health Nursing**, 41(6), 476–485.

S. 21 Bestimmte Faktoren können [...] deine ADHS-Erfahrungen beeinflussen: ...

- Franke, B. (2023). Editorial: It is time to modernize the concept of ADHD! **Journal of Child Psychology and Psychiatry**, 64(6), 845–847.
- Franke, B., Michelini, G., Asherson, P., et al. (2018). Live fast, die young? A review on the developmental trajectories of ADHD across the lifespan. **European Neuropsychopharmacology: The Journal of the European College of Neuropsychopharmacology**, 28(10), 1059–1088.
- Caye, A., Swanson, J., Thapar, A., Sibley, M., et al. (2016). Life span studies of ADHD-conceptual challenges and predictors of persistence and outcome. **Current Psychiatry Reports**, 18(12), 111.

S. 23 Oft wird das Konzept der Neurodiversität der autistischen australischen Soziologin Judy Singer zugeschrieben ...

- Ortega, F. (2009). The cerebral subject and the challenge of neurodiversity. **BioSocieties**, 4(4), 425–445.
- Baumer, N, + Frueh, J. (2021). What is neurodiversity? **Harvard Health Blog.** https://www.health.harvard.edu/blog/what-is-neurodiversity-202111232645.

S. 23 Der Mediziner, Biochemiker, Molekularbiologe und Nobelpreisträger Gerald Edelman warf einen einzigartigen [...] Und Dr. Thomas Armstrong bezeichnete ...

- Edelman, G. M., + Tononi, G. (2013). **Consciousness: How matter becomes imagination.** Penguin UK.
- Armstrong, T. (2010). **Neurodiversity: Discovering the extraordinary gifts of autism, ADHD**. Da Capo Lifelong.

S. 23 Kürzliche Studien untersuchten die gesellschaftlichen Einstellungen und Stigmata, die mit ADHS einhergehen.

- Franke, B. (2023). Editorial: It is time to modernize the concept of ADHD! **Journal of Child Psychology and Psychiatry**, 64(6), 845–847.
- Schrevel, S. J., Dedding, C., van Aken, J. A., + Broerse, J. E. (2016). 'Do I need to become someone else?' A qualitative exploratory study into the experiences and needs of adults with ADHD. **Health Expectations**, 19(1), 39–48.
- Horton-Salway, M., + Davies, A. (2018). ADHD as the Product of Discourse. In **The discourse of ADHD: Perspectives on attention deficit hyperactivity disorder** (pp. 221–252). Palgrave Macmillan.

S. 23 Gemessen wird ADHS anhand der Schwere und Häufigkeit dieser Merkmale ...

- Barkley, R. A. (2021). **Taking charge of adult ADHD: Proven strategies to succeed at work, at home, and in relationships.** Guilford Publications.
- Nyström, A., Petersson, K., + Janlöv, A. C. (2020). Being different but striving to seem normal: The lived experiences of people aged 50+ with ADHD. **Issues in Mental Health Nursing**, 41(6), 476–485.

S. 23 Beispielsweise geht ADHS einher mit einem deutlich höheren Risiko für ...

- Katzman, M. A., Bilkey, T. S., Chokka, P. R., et al. (2017). Adult ADHD and comorbid disorders: Clinical implications of a dimensional approach. **BMC Psychiatry**, 17, 302.
- Impey, M., + Heun, R. (2012). Completed suicide, ideation and attempt in attention deficit hyperactivity disorder. **Acta Psychiatrica Scandinavica**, 125, 93–102.
- Reale, L., Bartoli, B., Cartabia, M., et al. (2017). Comorbidity prevalence and treatment outcome in children and adolescents with ADHD. **European Child + Adolescent Psychiatry**, 26, 1443–1457.
- Asztély, K., Kopp, S., Gillberg, C., Waern, M., + Bergman, S. (2019). Chronic pain and health-related quality of life in women with autism and/or ADHD: A prospective longitudinal study. **Journal of Pain Research**, 12, 2923–2932.

S. 24 Herausforderungen von ADHS

- Barkley, R. A. (2021). **Taking charge of adult ADHD: Proven strategies to succeed at work, at home, and in relationships.** Guilford Publications.
- American Psychiatric Association. (2013). **Diagnostic and statistical manual of mental disorders** (5th ed.). American Psychiatric Publishing.
- Cortese, S., Sabé, M., Chen, C., Perroud, N., + Solmi, M. (2022). Half a century of research on Attention-Deficit/Hyperactivity Disorder: A scientometric study. **Neuroscience + Biobehavioral Reviews**, 140, 104769.

S. 25 Stärken von ADHS

- American Psychiatric Association. (2013). **Diagnostic and statistical manual of mental disorders** (5th ed.). American Psychiatric Publishing.
- Schippers, L. M., Horstman, L. I., van de Velde, H., Pereira, R. R., Zinkstok, J., Mostert, J. C., Greven, C. U., + Hoogman, M. (2022). A qualitative and quantitative study of self-reported positive characteristics of individuals with ADHD. **Frontiers in Psychiatry**, 13, 922788.
- Boot, N., Nevicka, B., + Baas, M. (2020). Creativity in ADHD: Goal-directed motivation and domain specificity. **Journal of Attention Disorders**, 24(13), 1857–1866.
- Sedgwick, J.A., Merwood, A. + Asherson, P. (2019). The positive aspects of attention deficit hyperactivity disorder: A qualitative investigation of successful adults with ADHD. **Attention deficit and hyperactivity disorders**, 11(3), 241–253.

S. 28 Die Forschung zu Frauen und ADHS der letzten vier Jahrzehnte …

- Hinshaw, S. P. (2021). Looking back on 42 years of research on ADHD in females. Duke Center for Girls and Women with ADHD.
- Stenner, P., O'Dell, L., + Davies, A. (2019). Adult women and ADHD: On the temporal dimensions of ADHD identities. **Journal of Theory and Social Behavior**, 49, 179–197.
- Attoe, D. E., + Climie, E. A. (2023). Miss. Diagnosis: A systematic review of ADHD in adult women. **Journal of Attention Disorders**, 27(7), 645–657.
- Waite, R. (2010). Women with ADHD: It is an explanation, not the excuse du jour. **Perspectives in Psychiatric Care**, 46, 182–196.

S. 29 Studien zufolge ist die Rate ungeplanter Schwangerschaften …

- Wallin, K., Wallin Lundell, I., Hanberger, L. et al. (2022). Self-experienced sexual and reproductive health in young women with attention deficit hyperactivity disorder: A qualitative interview study. **BMC Women's Health** 22, 289.
- Owens, E. B., + Hinshaw, S. P. (2020). Adolescent mediators of unplanned pregnancy among women with and without childhood ADHD. **Journal of Clinical Child + Adolescent Psychology**, 49(2), 229–238.

S. 31 Mit „Maskieren" […] ist der Versuch gemeint, unsere ADHS-Merkmale zu verbergen …

- Nyström, A., Petersson, K., + Janlöv, A. C. (2020). Being different but striving to seem normal: The lived experiences of people aged 50+ with ADHD. **Issues in Mental Health Nursing**, 41(6), 476–485.
- Compare, A., Zarbo, C., Shonin, E., Van Gordon, W., + Marconi, C. (2014). Emotional regulation and depression: A potential mediator between heart and mind. **Cardiovascular Psychiatry and Neurology**, 2014, 324–374.
- Milioni, A. L. V., Chaim, T. M., Cavallet, M., et al. (2017). High IQ may "mask" the diagnosis of ADHD by compensating for deficits in executive functions in treatment-naïve adults with ADHD. **Journal of Attention Disorders**, 21(6), 455–464.

S. 31 Laut der Psychotherapeutin Sari Solden …

- Solden, S., + Frank, M. (2019). **A radical guide for women with ADHD: Embrace neurodiversity live boldly and break through barriers.** New Harbinger Publications.

S. 32 Wie die Forschung zeigt, kämpfen ADHS-Betroffene jeder Altersgruppe (speziell in unbehandeltem Zustand) deutlich stärker mit schwachem Selbstwertgefühl …

- Cook, J., Knight, E., Hume, I., et al. (2014). The self-esteem of adults diagnosed with attention-deficit/hyperactivity disorder (ADHD): A systematic review of the literature. **ADHD Attention Deficit and Hyperactivity Disorders,** 6(3), 249–268.
- Schrevel, S. J., Dedding, C., van Aken, J. A., + Broerse, J. E. (2016). 'Do I need to become someone else?' A qualitative exploratory study into the experiences and needs of adults with ADHD. **Health Expectations**, 19(1), 39–48.
- Beaton D. M., Sirois, F., + Milne, E. (2022). Experiences of criticism in adults with ADHD: A qualitative study. **PLOS One,** 17(2), e0263366.
- Bisset, M., Winter, L., Middeldorp, C. M., Coghill, D., Zendarski, N., Bellgrove, M. A., + Sciberras, E. (2022). Recent attitudes toward ADHD in the broader community: A systematic review. **Journal of Attention Disorders**, 26(4), 537–548.

S. 33 Der Forscher Dr. William Dodson schätzt, dass Kinder mit ADHS bis zum Alter von zwölf Jahren […] 20.000 mehr negative oder korrigierende Botschaften erhalten …

- Dodson, W. (2016). Emotional regulation and rejection sensitivity. Children and Adults with ADHD (CHADD). https://chadd.org/attention-article/emotional-regulation-and-rejection-sensitivity.

S. 33 Die klinische Psychologin Dr. Emily Anhalt hat zwei Jahre lang qualitative Untersuchungen zu erfolgreichen Erwachsenen mit ADHS durchgeführt.

- Anhalt, E. (2016). The trouble with normal: My ADHD the zebra [Video]. TEDx Syracuse University. https://www.youtube.com/watch?v=EAeEQvj16XM.

S. 34 Auf vielen Ebenen überschneiden sich die Symptome von ADHS und Autismus, …

- Neff, M. A. ADHD vs. Autism [Venn diagram]. Neurodivergent Insights. https://neurodivergentinsights.com/misdiagnosis-monday/adhd-vs-autism.
- Gargaro, B. A., Rinehart, N. J., Bradshaw, J. L., Tonge, B. J., + Sheppard, D. M. (2011). Autism and ADHD: How far have we come in the comorbidity debate? **Neuroscience + Biobehavioral Reviews**, 35(5), 1081–1088.
- Xi, T., + Wu, J. (2021). A review on the mechanism between different factors and the occurrence of autism and ADHD. **Psych. Research and Behavior Management**, 14, 393–403.

S. 37 Die Wissenschaft ist von der Verknüpfung von Dopamin und ADHS […] überzeugt …

- Madras, B. K., Miller, G. M., + Fischman, A. J. (2005). The dopamine transporter and attention-deficit/hyperactivity disorder. **Biological Psychiatry**, 57(11), 1397–1409.
- Sharma, A., + Couture, J. (2014). A review of the pathophysiology, etiology, and treatment of attention-deficit hyperactivity disorder (ADHD). **The Annals of Pharmacotherapy**, 48(2), 209–225.

S. 37 Eine viel zitierte Metaanalyse […] von 2010 geht davon aus, dass Dopamin-Neuronen …

- Bromberg-Martin, E. S., Matsumoto, M., + Hikosaka, O. (2010). Dopamine in motivational control: Rewarding, aversive, and alerting. **Neuron**, 68(5), 815–834.

S. 37 Gemäß einer Studie von 2018 ist Dopamin vermutlich sogar in der Lage, […] hin- und herzuschalten …

- Berke J. D. (2018). What does dopamine mean? **Nature Neuroscience**, 21(6), 787–793.

S. 37 Viele Experimente verweisen auf die unterschiedlich starke Reaktion von Dopamin-Neuronen …

- Tobler, P. N., Fiorillo, C. D., + Schultz, W. (2005). Adaptive coding of reward value by dopamine neurons. **Science**, 307, 1642–1645.
- Kobayashi, S., + Schultz, W. (2008). Influence of reward delays on responses of dopamine neurons. **The Journal of Neuroscience**, 28, 7837–7846.
- Roesch, M. R., Calu, D. J., + Schoenbaum, G. (2007). Dopamine neurons encode the better option in rats deciding between differently delayed or sized rewards. **Nature Neuroscience**, 10, 1615–1624.
- Fiorillo, C. D., Tobler, P. N., + Schultz, W. (2003). Discrete coding of reward probability and uncertainty by dopamine neurons. **Science**, 299, 1898–1902.
- Satoh, T., Nakai, S., Sato, T., + Kimura, M. (2003). Correlated coding of motivation and outcome of decision by dopamine neurons. **The Journal of Neuroscience**, 23, 9913–9923.

S. 43 Forschungen der beiden letzten Jahrzehnte sehen zwischen einer exekutiven Dysfunktion und einer emotionalen Dysregulation einen deutlichen Zusammenhang …

- Barkley, R. A. (2015). Emotional dysregulation is a core component of ADHD. In R. A. Barkley (Ed.), **Attention-deficit hyperactivity disorder: A handbook for diagnosis and treatment** (pp. 81–115). Guilford Press.
- Retz, W., Stieglitz, R.-D., Corbisiero, S., Retz-Junginger, P., + Rösler, M. (2012). Emotional dysregulation in adult ADHD: What is the empirical evidence? **Expert Review of Neurotherapeutics**, 12(10), 1241–1251.
- Helfer, B., Cooper, R., Bozhilova, N., Maltezos, S., Kuntsi, J., + Asherson, P. (2019). The effects of emotional lability, mind wandering and sleep quality on ADHD symptom severity in adults with ADHD. **European Psychiatry**, 55, 45–51.
- Brown, T. (2002). DSM-IV: ADHD and executive function impairments. **Advanced Studies in Medicine**, 2(25), 910–914.

S. 44 Forschende sehen eine klare Verbindung zwischen unserem Erleben von Emotionen (intensiver und impulsiver) und der Reaktion unseres Nervensystems.

- Barkley, R. A., + Fischer, M. (2010). The unique contribution of emotional impulsiveness to impairment in major life activities in hyperactive children as adults. **Journal of the American Academy of Child + Adolescent Psychiatry**, 49(5), 503–513.
- McQuade, J. D., + Breaux, R. P. (2017). Are elevations in ADHD symptoms associated with physiological reactivity and emotion dysregulation in children? **Journal of Abnormal Child Psychology**, 45, 1091–1103.
- Barkley, R. A. (2015). Emotional dysregulation is a core component of ADHD. In R. A. Barkley (Ed.), **Attention-deficit hyperactivity disorder: A handbook for diagnosis and treatment** (pp. 81–115). Guilford Press.

S. 47 Studien haben die emotionale Dysregulation als „Hauptfaktor für die Beeinträchtigungen" erkannt …

- Rosen, P. J., + Factor, P. I. (2015). Emotional impulsivity and emotional and behavioral difficulties among children with ADHD: An ecological momentary assessment study. **Journal of Attention Disorders**, 19(9), 779–793.
- Schippers, L. M., Horstman, L. I., van de Velde, H., Pereira, R. R., Zinkstok, J., Mostert, J. C., Greven, C. U., + Hoogman, M. (2022). A qualitative and quantitative study of self-reported positive characteristics of individuals with ADHD. **Frontiers in Psychiatry**, 13, 922788.
- Steinberg, E. A., + Drabick, D. A. G. (2015). A developmental psychopathology perspective on ADHD and comorbid conditions: The role of emotion regulation. **Child Psychiatry + Human Development**, 46(6), 951–966.
- Maedgen, J. W., + Carlson, C. L. (2000). Social functioning and emotional regulation in the attention deficit hyperactivity disorder subtypes. **Journal of Clinical Child Psychology**, 29(1), 30–42.
- Christiansen, H., Hirsch, O., Albrecht, B., + Chavanon, M. L. (2019). Attention-deficit/hyperactivity disorder (ADHD) and emotion regulation over the life span. **Current Psychiatry Reports**, 21, 1–11.

S. 51 Das Warnsystem des Gehirns

- Mirolli, M., Mannella, F., + Baldassarre, G. (2010). The roles of the amygdala in the affective regulation of body, brain, and behaviour. **Connection Science**, 22(3), 215–245.
- Buijs, R. M., + Van Eden, C. G. (2000). The integration of stress by the hypothalamus, amygdala and prefrontal cortex: balance between the autonomic nervous system and the neuroendocrine system. **Progress in Brain Research**, 126, 117–132.
- Jansen, A. S., Van Nguyen, X., Karpitskiy, V., Mettenleiter, T. C., + Loewy, A. D. (1995). Central command neurons of the sympathetic nervous system: basis of the fight-or-flight response. **Science**, 270(5236), 644–646.

S. 51 … ADHS-Betroffene [leiden] in ihrem Leben eindeutig stärker unter Stressoren, …

- McEwen, B. S. (1998). Stress, adaptation, and disease: Allostasis and allostatic load. **Annals of the New York Academy of Sciences**, 840(1), 33–44.
- Harpin, V., Mazzone, L., Raynaud, J. P., Kahle, J., + Hodgkins, P. (2016). Long-term outcomes of ADHD: A systematic review of self-esteem and social function. **Journal of Attention Disorders**, 20(4), 295–305.
- Toner, M., O'Donoghue, T., + Houghton, S. (2006). Living in chaos and striving for control: How adults with attention deficit hyperactivity disorder deal with their disorder. **International Journal of Disability, Development and Education**, 53(2), 247–261.

S. 52 Emotionen sind energetische Botschaften, die durch unsere Nervenbahnen schießen …

- Kreibig, S. D. (2010). Autonomic nervous system activity in emotion: A review. **Biological Psychology**, 84(3), 394–421.
- Critchley, H. D., Eccles, J., + Garfinkel, S. N. (2013). Interaction between cognition, emotion, and the autonomic nervous system. In **Handbook of Clinical Neurology** (Vol. 117, pp. 59–77). Elsevier.

S. 55 … die Beziehung zwischen Gewohnheiten und neuronalen Autobahnen …

- Amaya, K. A., + Smith, K. S. (2018). Neurobiology of habit formation. **Current Opinion in Behavioral Sciences**, 20, 145–152.

S. 55 … gemeinsam agierende Neuronen verkabeln sich …

- Shatz C. J. (1992). The developing brain. **Scientific American**, 267(3), 60–67.
- Keysers, C., + Gazzola, V. (2014). Hebbian learning and predictive mirror neurons for actions, sensations and emotions. **Philosophical Transactions of the Royal Society of London. Series B, Biological sciences**, 369(1644), 20130175.

S. 57 Dieses Filtersystem, das sogenannte „retikuläre Aktivierungssystem", …

- Hynd, G. W., Voeller, K. K., Hern, K. L., + Marshall, R. M. (1991). Neurobiological basis of attention-deficit hyperactivity disorder (ADHD). **School Psychology Review**, 20(2), 174–186.

S. 57 … die Priorisierung von Dingen entsprechend unserer Interessen und Überzeugungen. Dieses Phänomen wird als Bestätigungsfehler (engl. Confirmation Bias) bezeichnet.

- Nickerson, R. S. (1998). Confirmation bias: A ubiquitous phenomenon in many guises. **Review of General Psychology**, 2(2), 175–220.

S. 57 Studien zufolge beurteilt unser Gehirn automatisch, ob eine Situation …

- Korteling, J. E., Brouwer, A. M., + Toet, A. (2018). A neural network framework for cognitive bias. **Frontiers in Psychology**, 9, 1561.
- Berkman E. T. (2018). The neuroscience of goals and behavior change. **Consulting Psychology Journal**, 70(1), 28–44.

S. 62 Woher kommen unsere negativen Annahmen?

- Schrevel, S. J., Dedding, C., van Aken, J. A., + Broerse, J. E. (2016). 'Do I need to become someone else?' A qualitative exploratory study into the experiences and needs of adults with ADHD. **Health Expectations**, 19(1), 39–48.

S. 62 Die IFS-Therapie […] hilft uns, dem beschützenden Anteil in uns liebevoll zu begegnen …

- Schwartz, R. C., + Morissette, A. (2021). **No bad parts.** Sounds True.

S. 62 Wenn wir ein Ziel nicht perfekt erreicht haben, so die Perfektionismus-Expertin Katherine Morgan Schafler, …

- Schafler, K. M. (2023). **The perfectionist's guide to losing control.** Hachette UK.

S. 63 Zurückweisungsempfindlichkeit (engl. Rejection Sensitive Dysphoria, RSD)

- Canu, W. H., + Carlson, C. L. (2007). Rejection sensitivity and social outcomes of young adult men with ADHD. **Journal of Attention Disorders**, 10(3), 261–275.
- Beaton, D. M., Sirois, F., + Milne, E. (2022). Experiences of criticism in adults with ADHD: A qualitative study. **PLOS One**, 17(2), e0263366.
- Scharf, M., Oshri, A., Eshkol, V., + Pilowsky, T. (2014). Adolescents' ADHD symptoms and adjustment: The role of attachment and rejection sensitivity. **American Journal of Psychotherapy**, 84(2), 209.
- Dodson, W. (2023, December 20). New insights into rejection-sensitive dysphoria. **ADDitude Magazine.**

S. 70 Das Nervensystem des Körpers ist ein komplexes Netzwerk, …

- Wehrwein, E. A., Orer, H. S., + Barman, S. M. (2016). Overview of the anatomy, physiology, and pharmacology of the autonomic nervous system. **Regulation**, 37(69), 125.
- Buijs, R. M., + Van Eden, C. G. (2000). The integration of stress by the hypothalamus, amygdala and prefrontal cortex: balance between the autonomic nervous system and the neuroendocrine system. **Progress in Brain Research**, 126, 117–132.
- Buchanan, T. W., + Tranel, D. (2009). Central and peripheral nervous system interactions: from mind to brain to body. **International Journal of Psychophysiology**, 72(1), 1–4.

S. 70 Bottom-up-Botschaften des Nervensystems

- Taylor, A. G., Goehler, L. E., Galper, D. I., Innes, K. E., + Bourguignon, C. (2010). Top-down and bottom-up mechanisms in mind-body medicine: development of an integrative framework for psychophysiological research. **Explore** (New York), 6(1), 29–41.
- Vanderhasselt, M.-A., + Ottaviani, C. (2022). Combining top-down and bottom-up interventions targeting the vagus nerve to increase resilience. **Neuroscience + Biobehavioral Reviews**, 132, 725–729.

S. 72 Zur Reizüberflutung kommt es, wenn die Grenze unserer sensorischen Aufnahmefähigkeit erreicht ist.

- Scheydt, S., Müller Staub, M., Frauenfelder, F., Nielsen, G. H., Behrens, J., + Needham, I. (2017). Sensory overload: A concept analysis. **International Journal of Mental Health Nursing**, 26(2), 110–120.
- Emmons, P., + Anderson, L. (2005). **Understanding sensory dysfunction: Learning, development and sensory dysfunction in autism spectrum disorders, ADHD, learning disabilities and bipolar disorder.** Jessica Kingsley Publishers.
- Schulze, M., Lux, S., + Philipsen, A. (2020). Sensory processing in adult ADHD–a systematic review. https://doi.org/10.21203/rs.3.rs-71514/v1.

S. 74 Die Forschung zeigt, dass ADHS- Betroffene weniger Dopamin produzieren …

- Wu, J., Xiao, H., Sun, H. et al. (2012). Role of dopamine receptors in ADHD: A systematic meta-analysis. **Molecular Neurobiology,** 45(3), 605–620.
- Volkow, N., Wang, G. J., Newcorn, J. et al. (2011). Motivation deficit in ADHD is associated with dysfunction of the dopamine reward pathway. **Molecular Psychiatry** 16, 1147–1154 (2011).
- Tripp, G., + Wickens, J. R. (2009). Neurobiology of ADHD. **Neuropharmacology**, 57(7–8), 579–589.

S. 74 … nennt der Autor und Abenteurer Thom Hartmann „das Bedürfnis, sich lebendig zu fühlen".

- Hartmann, T. (2016). **Adult ADHD: How to succeed as a hunter in a farmer's world.** Simon and Schuster.

S. 77 Auch wenn zu ADHS und Interozeption noch wenig empirisch geforscht wird, zeigen einige Studien über ADHS-Betroffene, dass diese die physischen Signale und Hinweise ihres Körpers weniger stark wahrnehmen.

- Berntson, G. G., Gianaros, P. J., + Tsakiris, M. (2018). Interoception and the autonomic nervous system: Bottom-up meets top-down. In M. Tsakiris + H. De Preester (Eds.), **The interoceptive mind: From homeostasis to awareness (part 1)**. Oxford University Press.
- Kutscheidt, K., Dresler, T., Hudak, J., et al. (2019). Interoceptive awareness in patients with attention-deficit/hyperactivity disorder (ADHD). **ADHD Attention Deficit and Hyperactivity Disorders**, 11, 395–401.
- Wiersema, J. R., + Godefroid, E. (2018). Interoceptive awareness in attention deficit hyperactivity disorder. **PLOS One**, 13(10), e0205221.

S. 79 Die Psychologin und Forscherin Nicola Jane Hobbs, eine führende Expertin im Bereich der Erholung …

- Hobbs, N. (2022). 10 Types of Rest. Adapted with permission from author. https://www.therelaxedwoman.com/.

S. 80 Nach Schätzungen der Forschung erhalten Kinder mit ADHS rund 20.000 Mal mehr negative Botschaften …

- Dodson, W. (2016). Emotional regulation and rejection sensitivity. Children and Adults with ADHD (CHADD). https://chadd.org/attention-article/emotional-regulation-and-rejection-sensitivity.

S. 82 Bewusstes Atmen […] hat beruhigende Wirkung auf uns, weil dabei das Stresshormon Cortisol abgebaut wird.

- Fincham, G. W., Strauss, C., Montero-Marin, J., + Cavanagh, K. (2023). Effect of breathwork on stress and mental health: A meta-analysis of randomised-controlled trials. **Scientific Reports**, 13(1), 432.
- Perciavalle, V., Blandini, M., Fecarotta, P., Buscemi, A., Di Corrado, D., Bertolo, L., Fichera, F., + Coco, M. (2017). The role of deep breathing on stress. **Neurological Sciences: Official Journal of the Italian Neurological Society and of the Italian Society of Clinical Neurophysiology**, 38(3), 451–458.
- Nestor J. (2020). **Breath: the new science of a lost art.** Riverhead Books.

S. 87 In seinem Konzept des „interessenbasierten Nervensystems" erklärt der Psychiater Dr. William Dodson …

- Dodson, W. (2023, November 6). Secrets of your ADHD brain. **ADDitude Magazine.** https://www.additudemag.com/secrets-of-the-adhd-brain/.

S. 101 Die Forschung zeigt, wie sehr es zur Selbstmotivierung beiträgt, wenn wir …

- Deutsch, R., Smith, K. J., Kordts-Freudinger, R., + Reichardt, R. (2015). How absent negativity relates to affect and motivation: An integrative relief model. **Frontiers in Psychology**, 6, 152.
- Bueno, J., Weinberg, R. S., Fernández-Castro, J., + Capdevila, L. (2008). Emotional and motivational mechanisms mediating the influence of goal setting on endurance athletes' performance. **Psychology of Sport and Exercise**, 9(6), 786–799.

S. 106 Untersuchungen aus den letzten fünfzehn Jahren verweisen darauf, wie entscheidend bei Menschen mit ADHS ein höheres Maß an Kontrolle […] ist.

- Farmer, J. L., Allsopp, D. H., + Ferron, J. M. (2015). Impact of the personal strengths program on self-determination levels of college students with LD and/or ADHD. **Learning Disability Quarterly**, 38(3), 145–159.
- Champ, R. E., Adamou, M., + Tolchard, B. (2023). Seeking connection, autonomy, and emotional feedback: A self-determination theory of self-regulation in attention-deficit hyperactivity disorder. **Psychological Review**, 130(3), 569–603.
- Parker, D. R., + Boutelle, K. (2009). Executive function coaching for college students with learning disabilities and ADHD: A new approach for fostering self-determination. **Learning Disabilities Research + Practice**, 24(4), 204–215.

S. 106 Laut einer Studie von 2020 über unmotivierte College-Studierende mit ADHS …

- Oram, R., Rogers, M., + DuPaul, G. (2020). Explaining the relationship between ADHD symptomatology and amotivation in the undergraduate population: The role of basic psychological need frustration. **Canadian Journal of School Psychology**, 35(2), 139–153.

S. 112 Eine Studie von 2021 brachte es [Hyperfokussierung] mit verbesserter Leistungsfähigkeit in Verbindung.

- Ashinoff, B. K., + Abu-Akel, A. (2021). Hyperfocus: the forgotten frontier of attention. **Psychological Research**, 85(1), 1–19.

S. 112 Studien über ein verwandtes Phänomen, den sogenannten „Flow-Zustand", oder auch den Zusammenhang zwischen Emotionen wie Neugier und gesteigerter Aufmerksamkeit …

- Csikszentmihalyi, M. (2014). **Flow and the foundations of positive psychology: The collected works of Mihaly Csikszentmihalyi**. Springer.

S. 112 In einer Studie von 2017 wiesen Forschende darauf hin, in welchem Maße Dopamin das Lernen unterstützt, da es die Verknüpfung zwischen unseren Gehirnzellen stärkt.

- Tyng, C. M., Amin, H. U., Saad, M. N. M., + Malik, A. S. (2017). The influences of emotion on learning and memory. **Frontiers in Psychology**, 8, 1454.

S. 112 Doch die positive Erkenntnis in dieser Studie von 2021 ist: Menschen mit ADHS verlieren im Verlauf ihrer Hyperfokussierung auch ihr „reflektierendes Selbstbewusstsein".

- Ashinoff, B. K., + Abu-Akel, A. (2021). Hyperfocus: the forgotten frontier of attention. **Psychological Research**, 85(1), 1–19.

S. 114 Das Gehirn von ADHS-Betroffenen leidet erwiesenermaßen an einer Dysfunktion des Dopamin-Belohnungssystems.

- Volkow, N. D., Wang, G. J., Newcorn, J. H., et al. (2011). Motivation deficit in ADHD is associated with dysfunction of the dopamine reward pathway. **Molecular Psychiatry**, 16(11), 1147–1154.

S. 120 Dr. Tamara Rosier erläutert, dass Kinder von Natur aus zu divergentem Denken fähig sind.

- Rosier T. (2021). **Your brain's not broken: Strategies for navigating your emotions and life with ADHD.** Revell.

Index